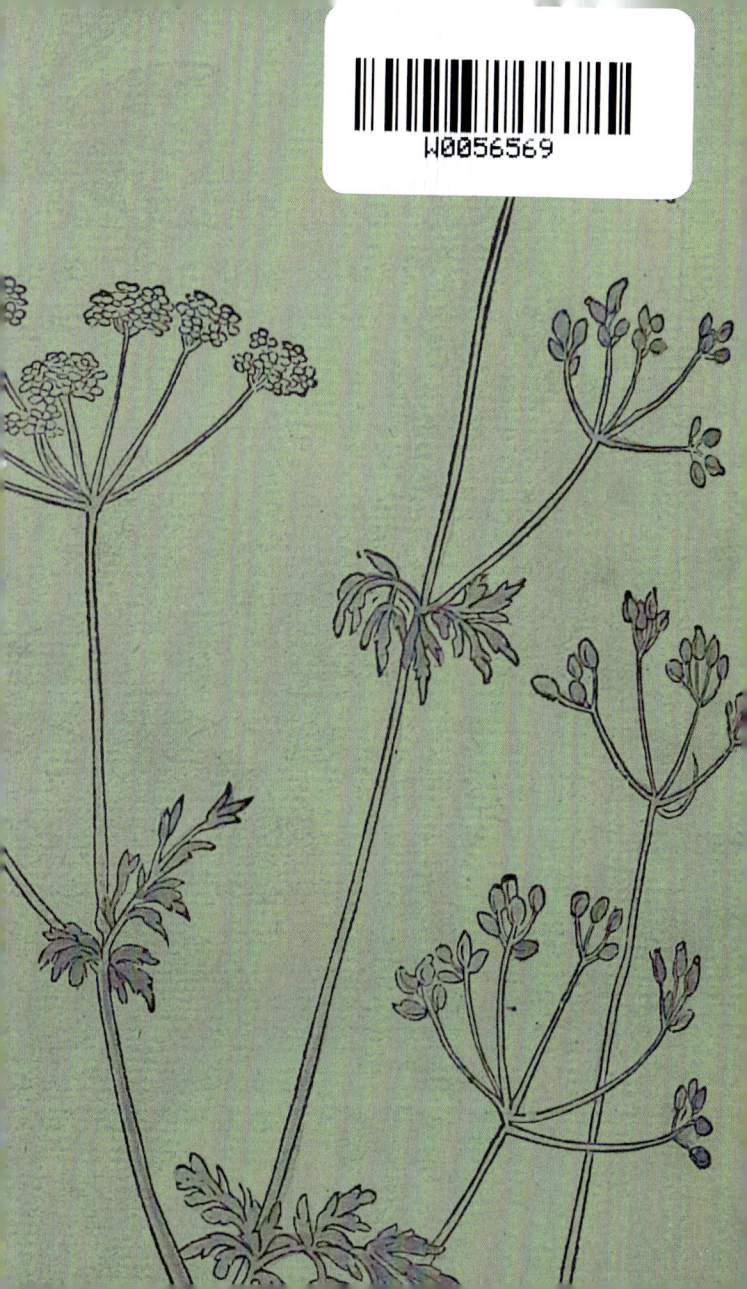

W0056569

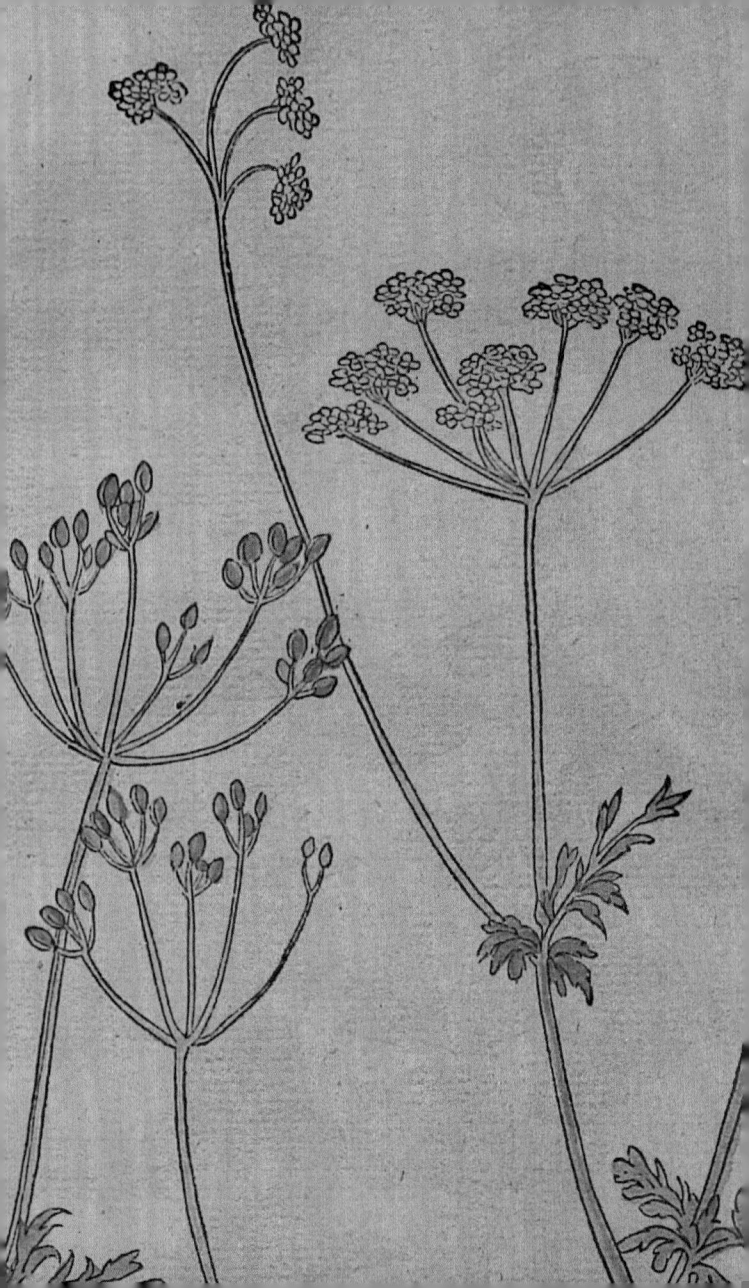

Heilen mit HILDEGARD

JAN THORBECKE VERLAG

INHALT

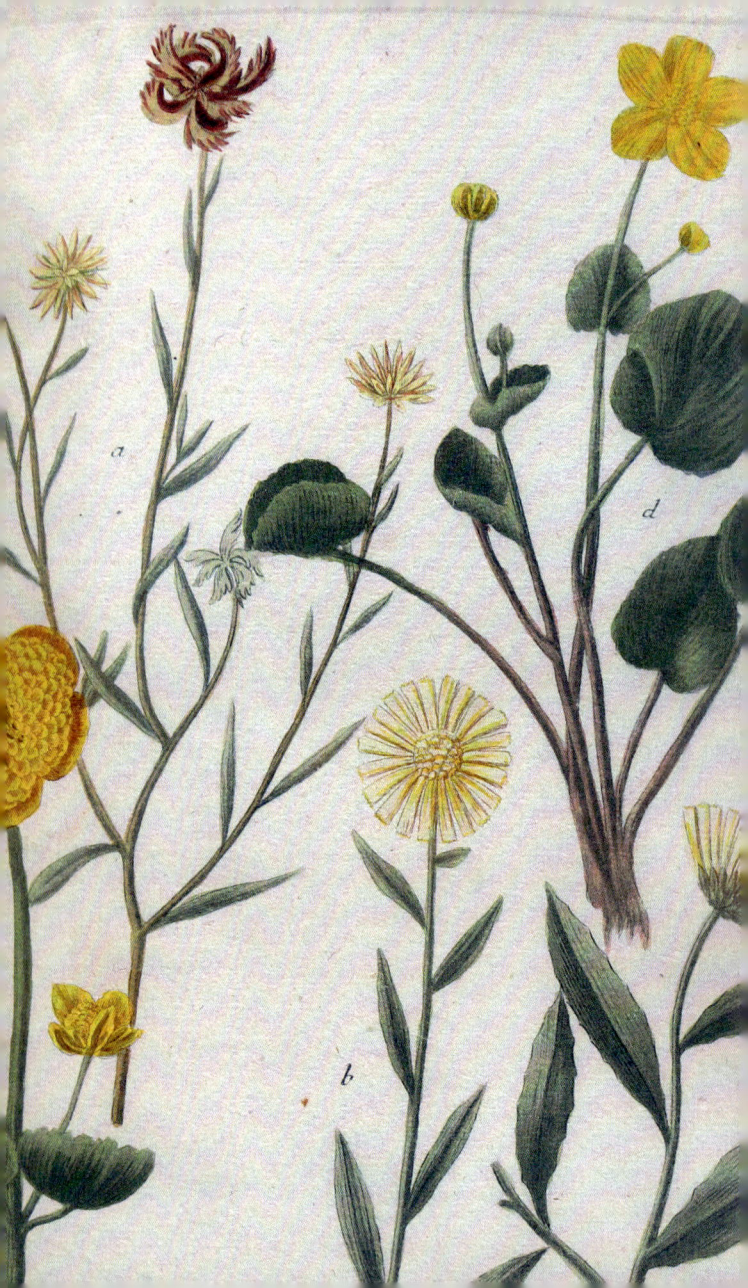

Heilen mit
HILDEGARD
VON BINGEN

Visionärin, Äbtissin, Mystikerin, politische Ratgeberin und Heilkundige – eine Frau mit einer ungewöhnlichen Energie, die weit über das hinausging, was man im Mittelalter einer Frau zutraute: Hildegard von Bingen fasziniert die Menschen bis heute. Faszinierend sind nicht nur ihr starker Charakter, der sich immer wieder gegen Widerstände durchsetzte, und ihre umfassenden Interessen, die neben Theologie auch Politik, Musik und Naturgeschichte umfassten, sondern auch ihr Sinn für das Alltägliche, Praktische, der sie von vielen männlichen Theologen ihrer Zeit unterscheidet.

Neben ihren theologischen Werken, die sich auf göttliche Autorität berufen, hat Hildegard noch weitere Schriften veröffentlicht, z. B. Lieder, aber auch zwei Bücher über die Heilkunde: In den *Causa et Curae* beschreibt sie eine gesunde Lebensweise und verschiedene Rezepte gegen einzelne Krankheiten, in den *Physica* beschreibt sie einzelne Pflanzen, Tiere und Gesteine und ihren Nutzen für den Menschen, ganz ähnlich wie die Verfasser mittelalterlicher Kräuterbücher, doch offensichtlich, ohne diese Bücher zurate zu ziehen. Ihre medizinischen Ratschläge scheinen sich auf Volksüberlieferung und eigene Erfahrung zu stützen, nehmen jedoch auch Bezug auf die mittelalterliche Lehre, nach der Krankheiten aus einem Ungleichgewicht von Säften im Körper entstehen. Daneben hat sie ihre ganz eigene Vorstellung, nämlich dass alles auf der Welt von einer göttlichen Lebenskraft, der »Grünkraft«, durchzogen sei. Wie kam sie, gerade als Frau, dazu, solche Gedanken niederzulegen, anstatt sich wie die meisten Heiler auf die altüberlieferten Kräuterbücher zu stützen?

Hildegard lebte von 1098 bis 1179, und die meiste Zeit ihres Lebens verbrachte sie im Kloster, denn sie wurde von ihren Eltern schon als Kind zur Ordensschwester bestimmt. Doch wurde sie nicht in die Obhut einer größeren Institution gegeben, sondern zusammen mit einem 8 Jahre älteren Mädchen zunächst von einer geweihten Witwe erzogen. Im Alter von 14 Jahren zog sie mit ihrer älteren Gefährtin und einem weiteren Mädchen in eine Klause, die an das Mönchskloster von Disibodenberg oberhalb von Bingen angeschlossen war. Aus dieser Gruppe von drei Frauen wuchs mit der Zeit eine geistliche Gemeinschaft von Frauen heran, zu deren Führerin Hildegard gewählt wurde. Später gründeten diese Ordensschwestern gemeinsam ein eigenes Kloster, wieder mit Hildegard an der Spitze.

In der Klause waren die Frauen völlig auf sich gestellt: Besuchern war der Zugang untersagt. Anders als in großen Klöster, in denen viele adelige Frauen untergebracht waren und in denen es Laienschwestern oder Mägde für die niederen Arbeiten gab, mussten die drei Frauen sich zunächst um alles selbst kümmern, von der Garten- oder Hausarbeit bis zu organisatorischen Fragen oder eventuellen Krankheiten. Vielleicht war es diese Zeit, in der Hildegard ihre ersten Erfahrungen mit Heilkräutern sammelte.

In diesem Buch werden einige der zahlreichen Pflanzen vorgestellt, die Hildegard bespricht, sowie einige der Rezepte, die sie für verschiedene Krankheiten gibt. Dabei haben wir uns auf Krankheiten beschränkt, die man auch sonst schon einmal mit »Hausmittelchen« bekämpft, denn bei ernsthaften Erkrankungen sollte man auf jeden Fall einen Arzt aufsuchen. Vorsicht ist auf jeden Fall auch bei diesen Rezepten geboten, besonders für Allergiker, Schwangere und Kinder – bei einigen Pflanzen haben wir daher noch einen Hinweis über »das rechte Maß« hinzugefügt.

Die mittelalterliche Art, Rezepte aufzuschreiben, macht es dem Leser nicht immer leicht: Oft wird nur ungefähr angegeben, dass man eine Pflanze verwenden solle und von der nächsten Zutat »etwas weniger«, ohne Mengenangaben, auch wird nicht immer gesagt, ob man von einer Pflanze Blätter, Blüten oder Wurzeln verwenden soll. Wo es möglich war, haben wir ergänzende Angaben aus der Volksheilkunde hinzugefügt, um die Zubereitung zu erleichtern. Insgesamt sind aber bei der Verwendung von Kräutertees und Umschlägen nicht so strenge Angaben nötig wie etwa bei ätherischen Ölen oder gar bei modernen Arzneimitteln. Schon in der Pflanze variieren die Inhaltsstoffe leicht, je nach Erntezeitpunkt, Standort oder Wetter. Das macht ja auch den Reiz dieser Art zu heilen aus, dass die Kräuter dem Körper durch das harmonische Zusammenwirken vieler Einzelstoffe auf die Dauer und sehr sanft helfen wollen. Wer Hildegards Heilbücher liest, den fesselt nicht nur die Kenntnis der vielen verschiedenen Kräuter, sondern auch ihr Vertrauen in die Harmonie der Welt, die von göttlicher »Grünkraft« durchzogen ist und in der gegen alles ein Kraut gewachsen ist.

In diesem Sinne wünschen wir den Leserinnen und Lesern viel Freude bei der Lektüre, gutes Gelingen bei der Zubereitung der Rezepte und eine gute Gesundheit.

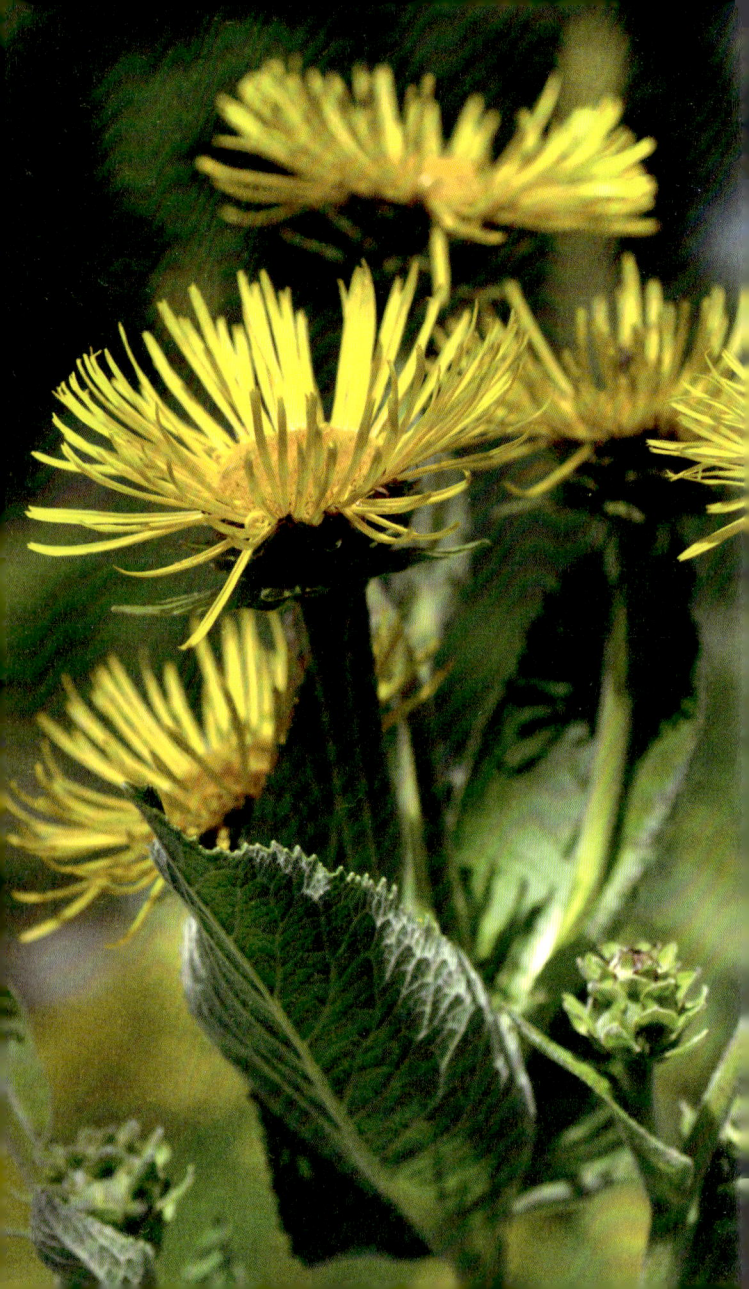

Alant

(Inula helenium)

Hildegard von Bingen hält große Stücke auf den Alant: Man soll sich für das ganze Jahr einen Vorrat anlegen, indem man die frische Pflanze in Wein einlegt oder trocknet. Dabei sollen die Pflanzen im Wein regelmäßig durch frische ersetzt werden, um dem Wein neue Wirkstoffe hinzuzufügen. Anstelle von Wein kann auch Honigwasser verwendet werden, also Wasser, in das Honig eingerührt wurde. Hildegard spricht von der Pflanze und schließt dabei wahrscheinlich die Wurzel mit ein, da diese besonders viele Wirkstoffe enthält.

Der so gewonnene Alantwein soll gegen Lungenkrankheiten, aber auch gegen Migräne helfen. Hildegard warnt jedoch davor, ihn zu häufig anzuwenden. In der Tat kann eine Überdosierung von Alant zu Erbrechen, Magenkrämpfen und Durchfall führen. Außerdem reagieren viele Menschen allergisch auf die Pflanze.

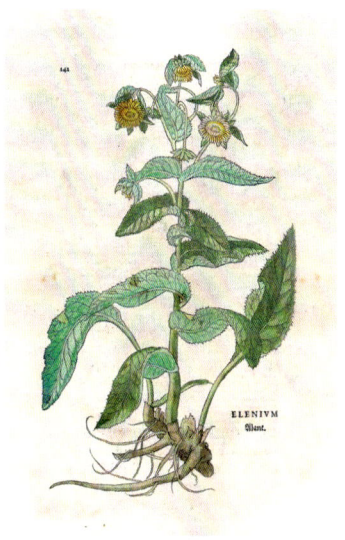

ELENIVM
Alant.

Brennnessel

(Urtica dioica)

Während es bei einigen Beschreibungen Hildegards Zweifel gibt, welche Pflanze sie gemeint hat, ist bei der Brennnessel keine Verwechslung möglich: Hildegard warnt ausdrücklich vor den Härchen, die brennen und verletzen können. Es ist bis heute leicht, Brennnesseln selbst zu sammeln, da sie sich gerne als Unkraut auf Brachflächen und unter Sträuchern breit machen – natürlich sollte man nicht gerade an einer dicht befahrenen Straße sammeln, um Verschmutzungen zu vermeiden. Die jungen Triebe im Frühjahr sind besonders geeignet.

Die erste Anwendung, die Hildegard nennt, ist die gegen Würmer, doch soll die Brennnessel auch gegen Vergesslichkeit helfen: Dazu zerreibt man eine Brennnessel zu Saft und mischt diesen mit etwas Olivenöl. Mit der Mischung soll man vor dem Schlafengehen Brust und Schläfen einreiben und diese Behandlung oft wiederholen, um die Vergesslichkeit zu bekämpfen. Heute wird eine solche äußere Anwendung von Brennnesselsaft bei Akne und fettiger Haut empfohlen.

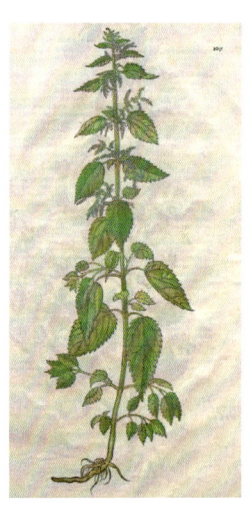

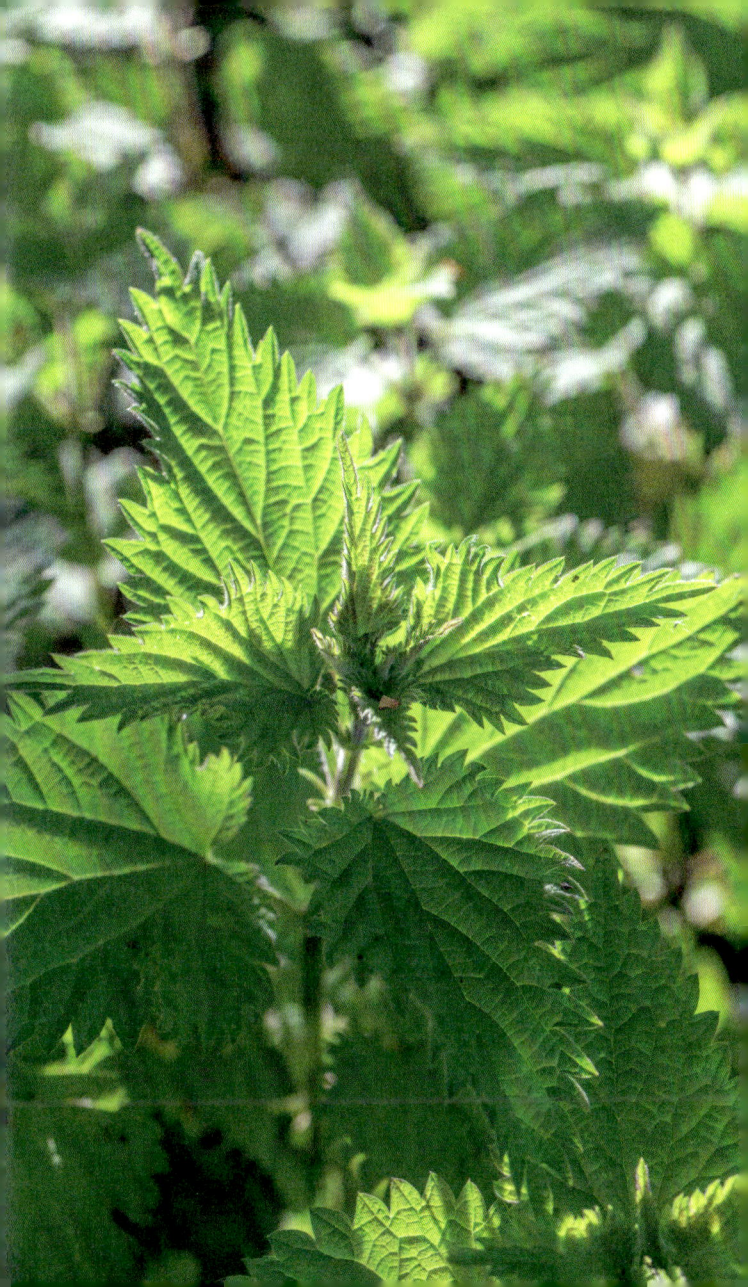

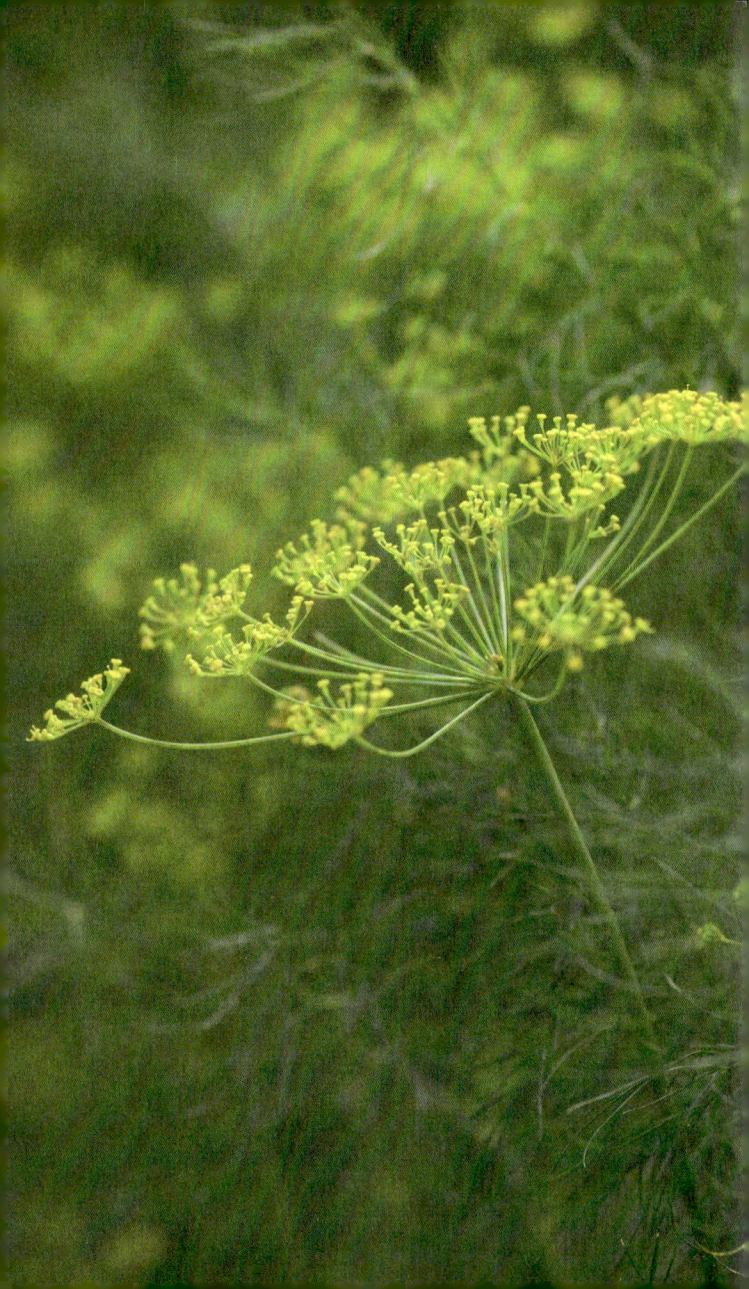

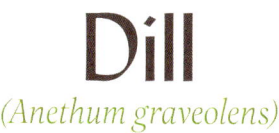

Dill

(Anethum graveolens)

Als Gewürzkraut, besonders zu Fischgerichten, ist Dill heute nicht nur den Kräuterkundigen ein Begriff. Das einjährige Kraut gedeiht ohne großen Aufwand an einem sonnigen Platz im Garten. Seine fein gefiederten Blätter und seine zarten gelben Blütendolden sehen darüber hinaus sehr hübsch aus.

Während man Dill heute vor allem zur besseren Verdauung einsetzt, kennt Hildegard eine ganz andere Anwendung, nämlich gegen Nasenbluten: Sie legt Dill und die doppelte Menge an Schafgarbe als frische Kräuter auf Stirn, Schläfen und Brust.

Im Sommer hat dieses Rezept den Vorteil, dass die Zutaten oft gleich im Garten oder am Wegrand zur Hand sind. Im Winter kann man die getrockneten Kräuter zerstoßen und mit Wein beträufeln und dann in einem Stoffsäckchen auf die entsprechenden Stellen legen. Dabei soll wahrscheinlich vor allem die Schafgarbe blutstillend wirken, der Dill jedoch beruhigend und reinigend.

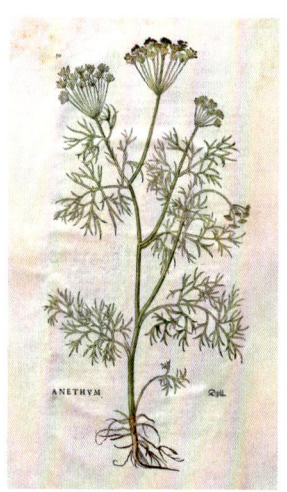

Eberraute

(Artemisia abrotanum)

Die Eberraute hat einen ganz typischen Geruch, der an altmodisches Weingummi erinnert. Sie war im Mittelalter ein beliebtes Gewürzkraut und findet sich schon im Kräutergarten des Walahfrid Strabo, eines Zeitgenossen Karls des Großen.

Bei Hildegard von Bingen wird die Eberraute gegen **Beulen und Krämpfe** äußerlich angewendet, indem man das zerriebene Kraut auf die entsprechende Stelle legt. Hildegard mahnt dabei jedoch, bei nachlassenden Symptomen die Behandlung sofort abzubrechen, da die Eberraute sonst schädlich wirken könnte.

Andere Pflanzen aus der Familie der Eberraute sind ebenfalls bekannt geworden, vor allem *Artemisia absinthium*, das Wermutkraut, das dem Absinth seinen Geschmack verleiht, aber auch *Artemisia annua*, der einjährige Beifuß, der in der traditionellen chinesischen Medizin gegen Malaria eingesetzt wurde und aus dem heute ein Malariamittel gewonnen wird, sowie der Estragon *(Artemisia drancunculus)*.

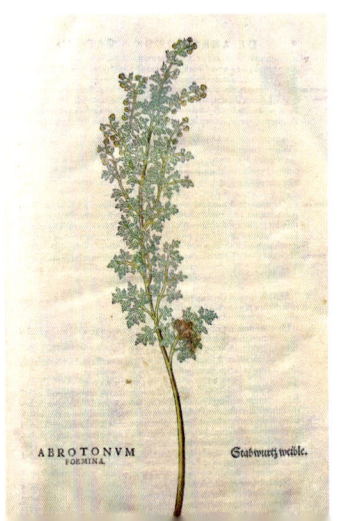

ABROTONVM
FOEMINA.
Stabwurtz weible.

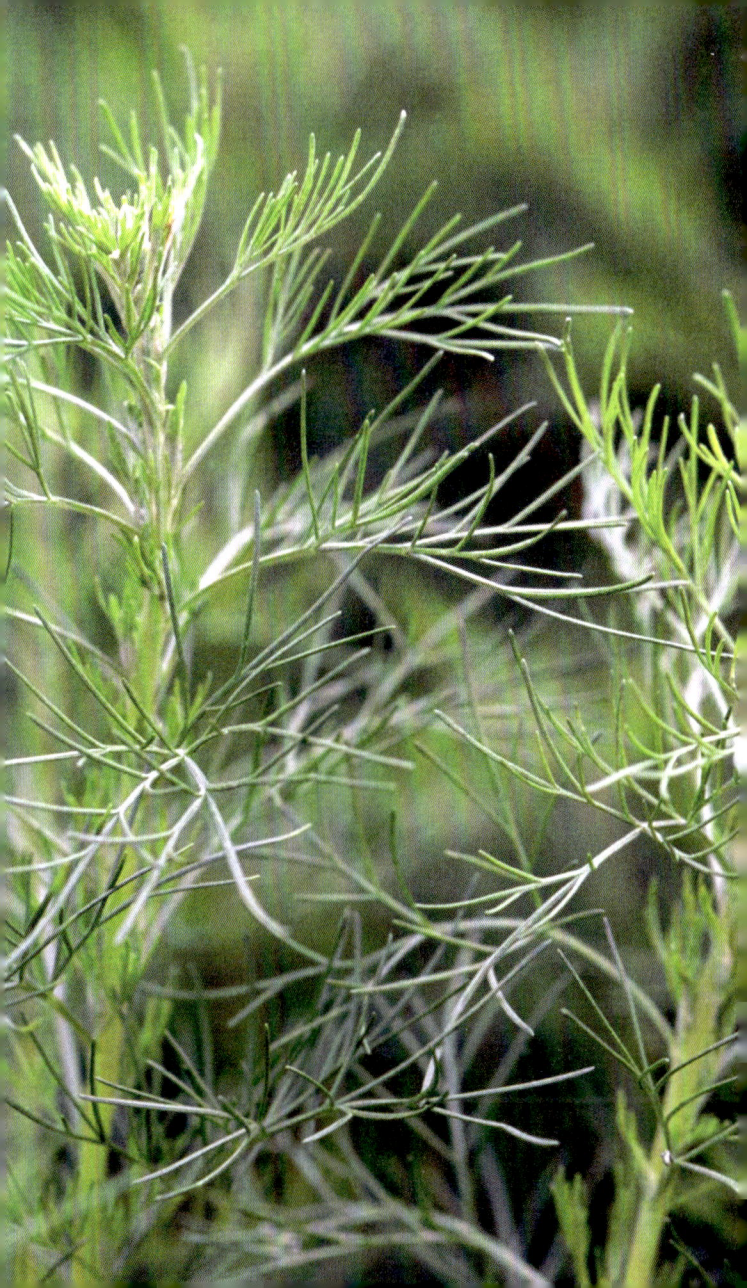

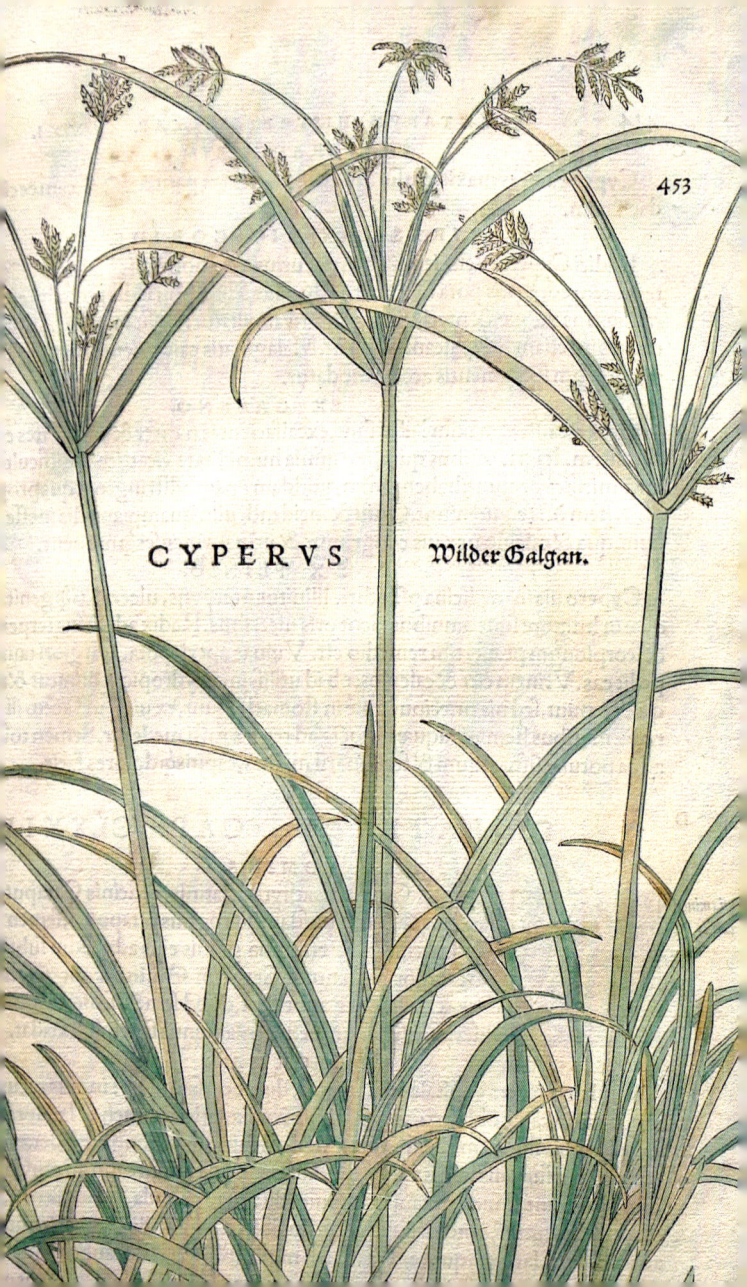

CYPERVS   Wilder Galgan.

Galgant

(Alpinia officinarum und A. galanga)

Galgant gehört zu den beliebtesten und häufigsten Zutaten in Hildegards Rezepten. Die beiden Arten des Galgant sind eng mit dem Ingwer verwandt, der Große Galgant wird auch Thai-Ingwer genannt. Hildegard verwendet Galgant gegen Fieber, Rücken- und Flankenschmerzen, Herzbeschwerden, Mundgeruch, Gicht, Krankheiten der Lunge und der Eingeweide, außerdem wenn Schleim den Kopf verstopft und das Gehör beeinträchtigt, was wohl auf eine Nebenhöhlenentzündung deutet.

In diesem Fall soll man 3 Teile Galgant mit 1 Teil Aloe, 6 Teilen Dost (Oregano) und 6 Teilen Pfirsichblättern mischen. Aus diesen Zutaten soll man ein Pulver herstellen und es täglich nach dem Essen einnehmen.

Auch heute wird der Galgant vielseitig eingesetzt, zum Beispiel bei Verdauungsbeschwerden, aber auch bei Krankheiten der Atemwege. Die antiseptischen und entzündungshemmenden Eigenschaften der Pflanze sind wissenschaftlich nachgewiesen, ebenso seine Wirkung gegen Gelenkschmerzen und sein positiver Einfluss auf das Immunsystem.

Gundermann

(Glechoma hederacea)

Die kleinen Blumen erscheinen schon früh im Jahr auf Wiesen und an Waldrändern. Die violetten Lippenblüten kann man als Unkraut im Garten finden, im Rasen und in den Beeten.

Da er viele Bitterstoffe enthält, wurde der Gundermann im Mittelalter als Gewürz verwendet. Entsprechend empfiehlt in Hildegard allgemein zur Stärkung als Zusatz in verschiedenen Mahlzeiten, von der Suppe bis zum Fleisch. Auch als Badezusatz soll man ihn verwenden, hier spielen wahrscheinlich die in der Pflanze enthaltenen Saponine und Gerbstoffe eine Rolle.

Speziell soll der Gundermann gegen Ohrensausen helfen: Dazu das Kraut in Wasser aufkochen und die ausgedrückte Pflanze auf den Kopf legen.

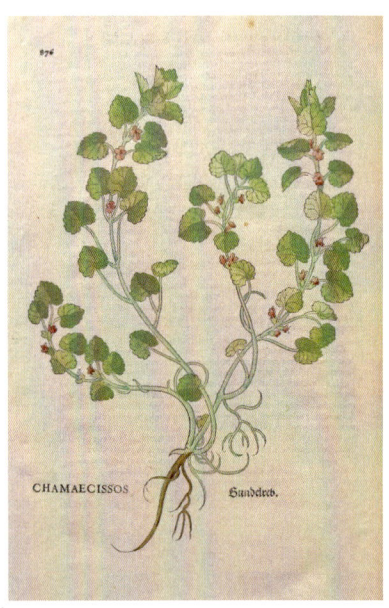

CHAMAECISSOS   Gundelreb.

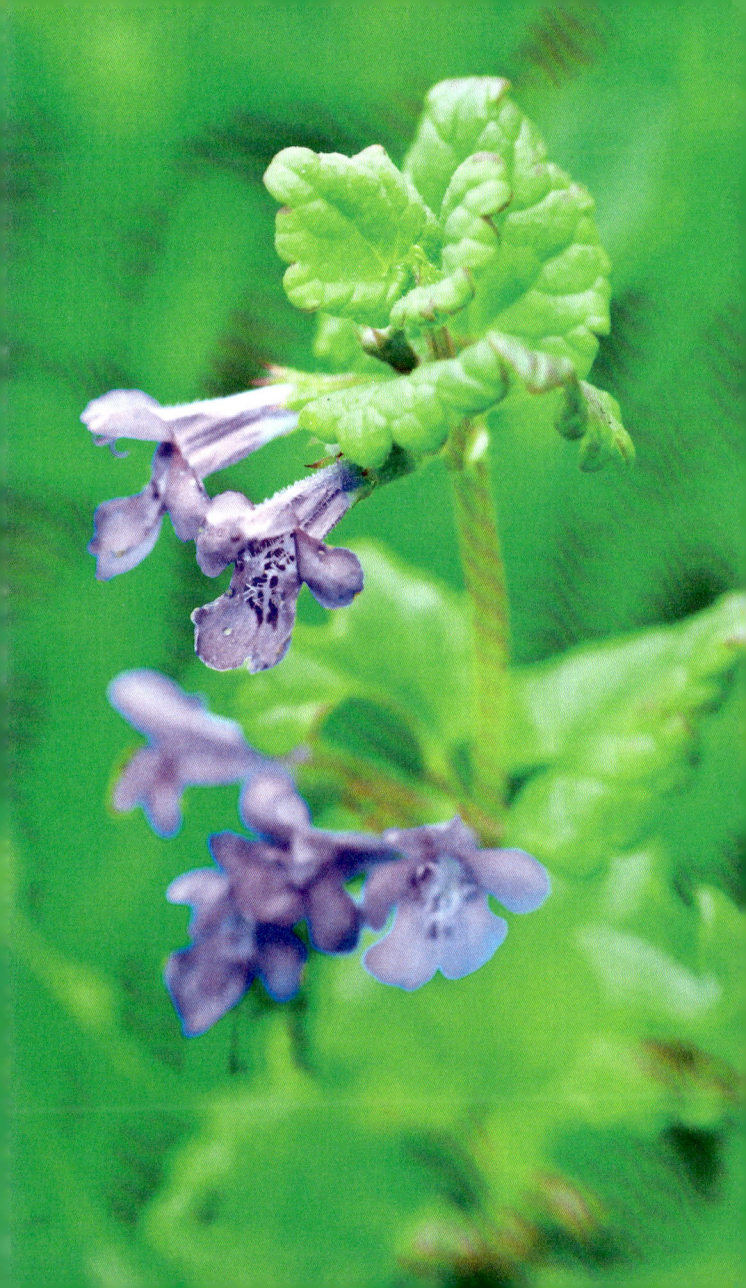

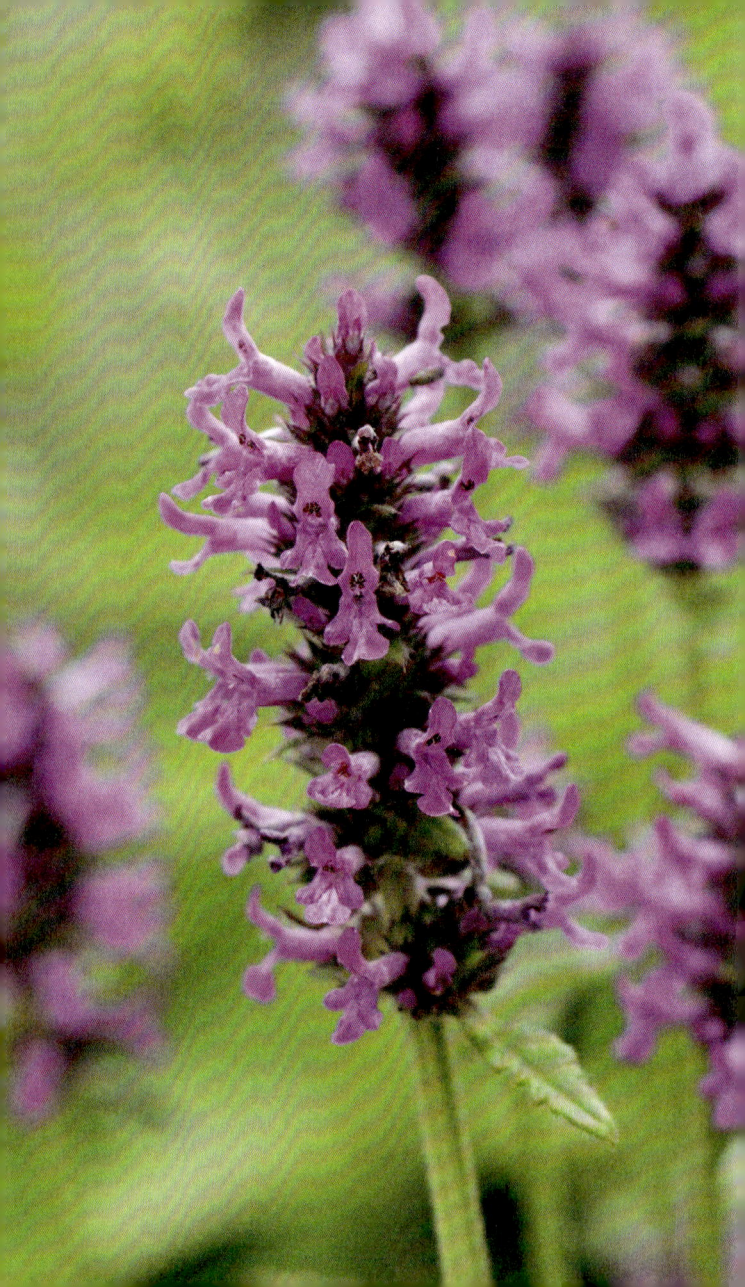

Heilziest

(Stachys officinalis oder Betonica officinalis)

D er Heilziest ist seit der Antike eine beliebte Heilpflanze, der man alle möglichen guten Wirkungen zuschrieb: Er sollte bei der Wundheilung ebenso helfen wie gegen Durchfall oder Fieber.

Hildegard nennt den Heilziest Betonie. Obwohl die Pflanze in Deutschland wild vorkommt, pflanzte man sie in den Klostergärten ihrer Zeit an, aber auch in anderen Gärten, um bösen Zauber abzuwehren. Heute ist die Pflanze gewiss seltener als im Mittelalter, da sie Moorwiesen und ähnliche feuchte Standorte liebt, die immer mehr zurückgedrängt werden.

Der Heilziest soll bei Hildegard unter anderem gegen **Alpträume** helfen. Dazu kann man einfach die Pflanze unters Kopfkissen legen, man kann sie aber auch so zubereiten, wie Hildegard es empfiehlt, um durch erholsamen Schlaf wieder zu klarem Verstand zu kommen: Dazu zerquetscht man den Ziest zu Mus und macht daraus einen Brustwickel. Geerntet wird die Pflanze während der Blütezeit im Juli und August, für den Rest des Jahres kann man sie trocknen.

Ingwer
(Zingiber officinale)

Bis heute ist Ingwer als Gewürz beliebt, aber auch als natürliches Heilmittel bei Erkältungen und bei Verdauungsbeschwerden. Hildegard gibt ein Rezept für ein **Abführmittel** mit Ingwer: 6 Teile Ingwer werden mit 3 Teilen Süßholz und 2 Teilen Zitwer im Mörser zerkleinert, und der entstandene Saft wird durch ein Tuch abgegossen. Das feste Material wird abgewogen und dieselbe Menge Zucker hinzugefügt. Von dem Gemisch werden 30 *Nummi* (ca. 45 g) abgewogen und mit einem gehäuften Esslöffel Weizenmehl vermischt. (Hildegard gibt noch eine Messerspitze Wolfsmilchsaft *(Euphorbia)* hinzu, doch dieser ist giftig und reizt die Schleimhäute – das Rezept gelingt auch so!). Aus dem Teig formt man vier kleine Kuchen, die man in der Sonne trocknen lässt. Hildegard gibt als Dosis gegen **Verstopfung** ¼ eines solchen Kuchens an, wenn keine Wirkung eintritt, sollte man noch einmal ⅛ eines Küchleins essen.

➤➤ Für einen verdauungsfördernden Ingwertee eine Scheibe frische Ingwerwurzel in einer Tasse kochendem Wasser 5–10 Minuten ziehen lassen und von dem so erhaltenen Tee dreimal am Tag trinken. 🌿

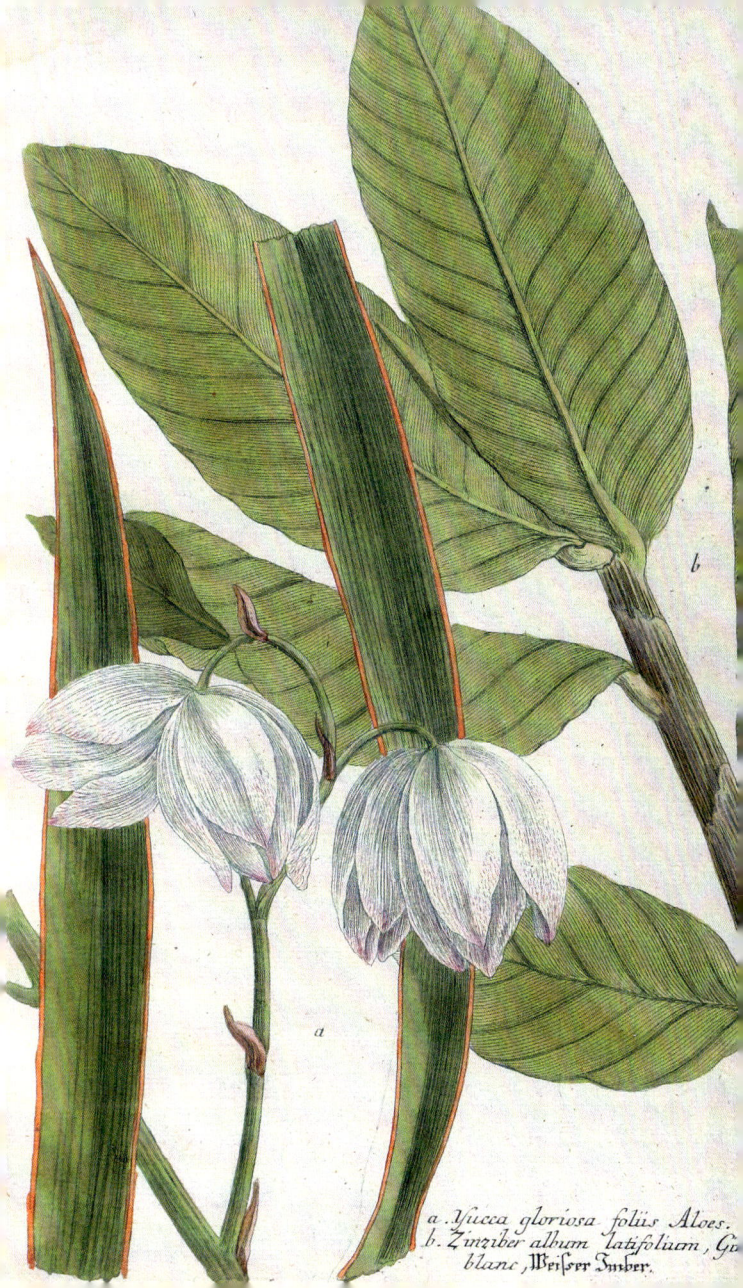

a. Yucca gloriosa foliis Aloes.
b. Zinziber album latifolium, Gi
blanc, Weisser Imber.

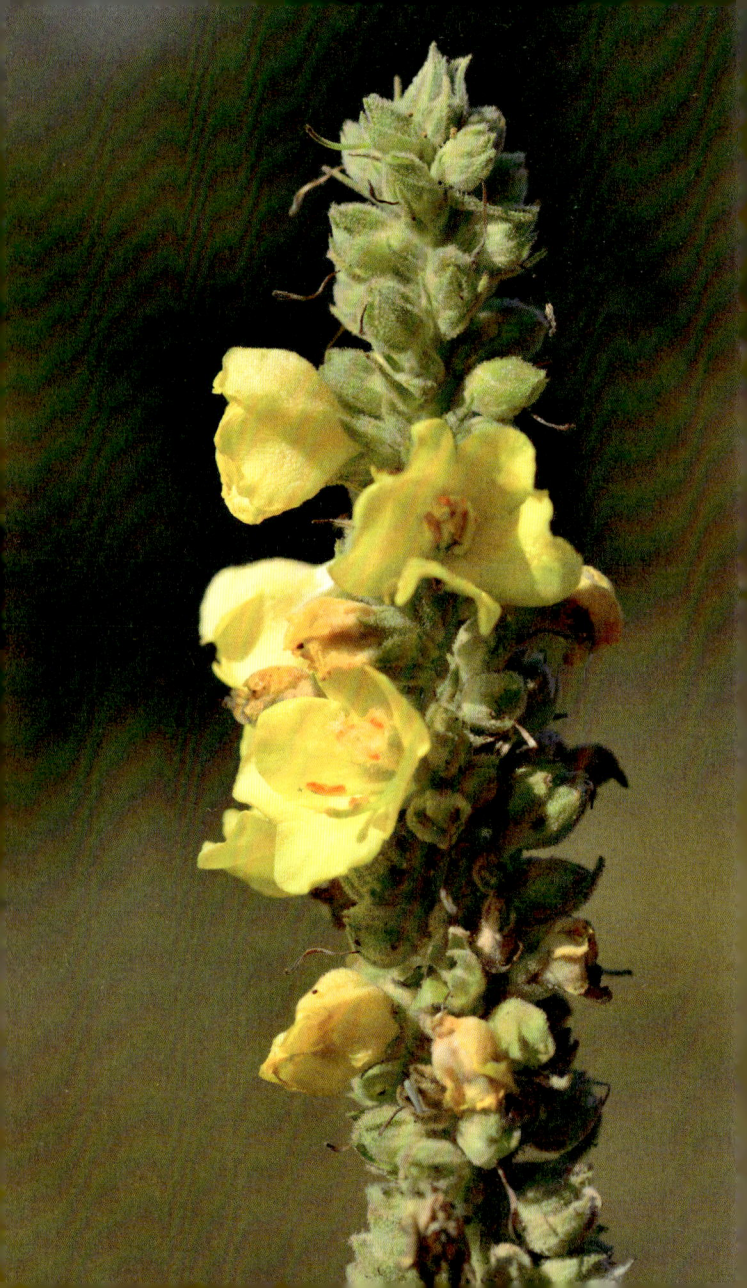

Königskerze
(Verbascum)

M it »Wollkraut« bezeichnet Hildegard von Bingen die Königskerze, und wer die haarigen, weichen Blätter der Königskerze einmal berührt hat, versteht, woher dieser Name kommt. Man findet sie häufig am Wegrand, und auch im Garten sät sie sich selbst aus. Wenn man die kurze Blattrosette im ersten Jahr nicht ausreißt, erhebt sich im zweiten Jahr im Spätsommer die Kerze aus gelben Blüten.

Die entzündungshemmenden Eigenschaften der Königskerze sind inzwischen wissenschaftlich nachgewiesen, ebenso wie ihre Wirkung gegen den Hustenreiz. Außerdem enthält die Pflanze Wirkstoffe, die gegen Bakterien und sogar gegen Grippeviren wirken. Die Schleimstoffe in der Pflanze beruhigen die gereizten Atemwege zusätzlich.

Auch Hildegard setzt die Pflanze gegen **Husten und Heiserkeit** ein: Dazu kocht sie Königskerze und Fenchel zu gleichen Teilen in Wein auf und seiht den Aufguss durch ein Tuch ab. Der Aufguss soll bei Erkrankungen der Atemwege helfen. Für einen Tee aus Königskerze verwendet man ungefähr ein Gramm bzw. 2 Teelöffel des getrockneten Krauts auf eine Tasse (150 ml) kochendes Wasser.

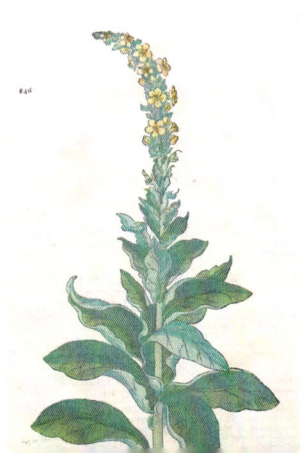

Gartensalat
(Lactuca sativa)

Der Gartensalat gehört zur Familie der Lattich-Gewächse. Etwa um die Zeit Karls der Großen gelangte die Pflanze aus dem Mittelmeerraum in nördliche Breiten, wahrscheinlich zuerst in die Klostergärten. Im Mittelalter bevorzugte man den Pflücksalat, nicht die heute bekanntere Variante des Kopfsalats, die eine spätere Züchtung ist.

Zu den Inhaltsstoffen des Gartensalats gehören zahlreiche Vitamine sowie Bitterstoffe, die zu seinem guten Geschmack beitragen. Das Lactucopikrin, das auch der Wegwarte ihren bitteren Geschmack verleiht, wirkt gegen Malaria, es scheint auch schmerzstillende Eigenschaften zu besitzen.

Hildegard kennt ein Rezept mit Kopfsalat gegen Schmerzen und Schwellungen am Zahnfleisch, das ein wenig an einen modernen »grünen Smoothie« erinnert: Salatblätter und etwas mehr Kerbel zusammen vorsichtig zerreiben und Wein beigeben. Diese Paste im Mund auf die schmerzenden Stellen auftragen und einwirken lassen.

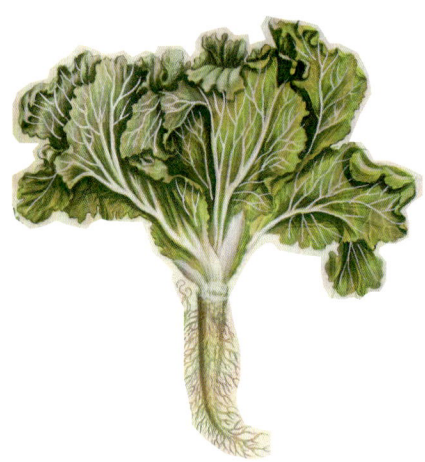

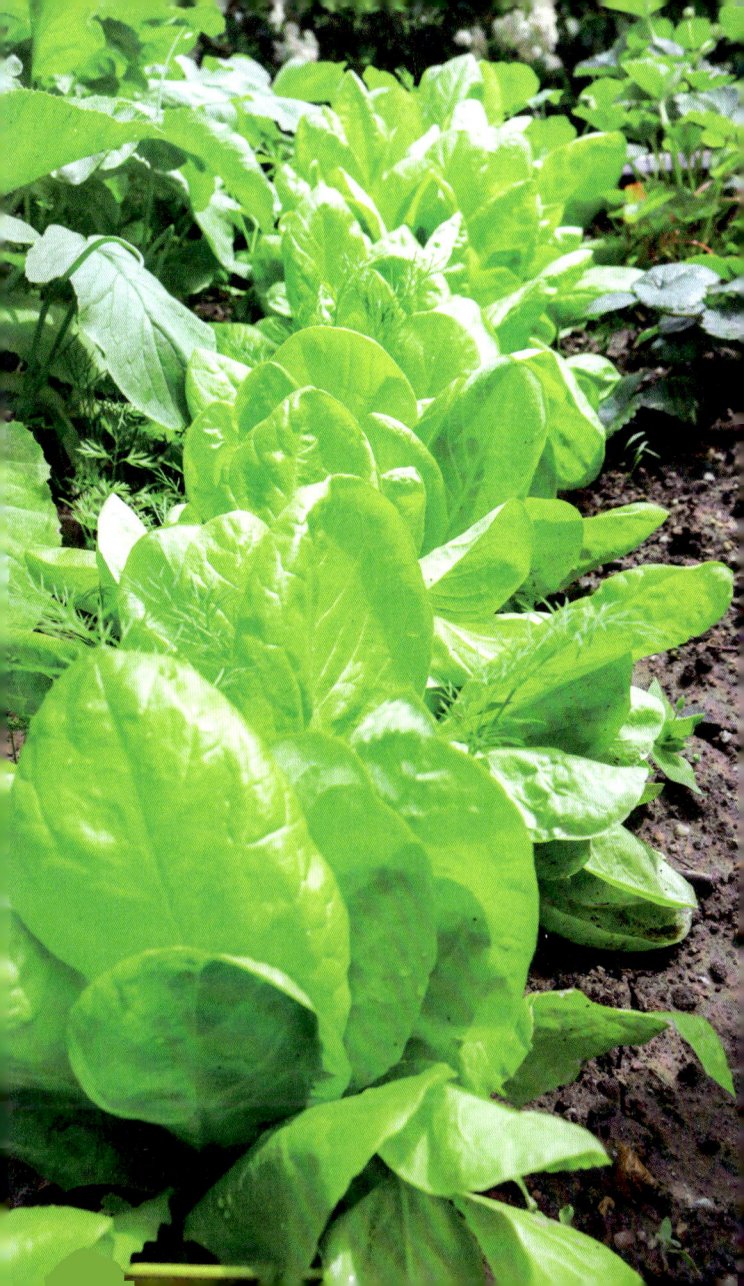

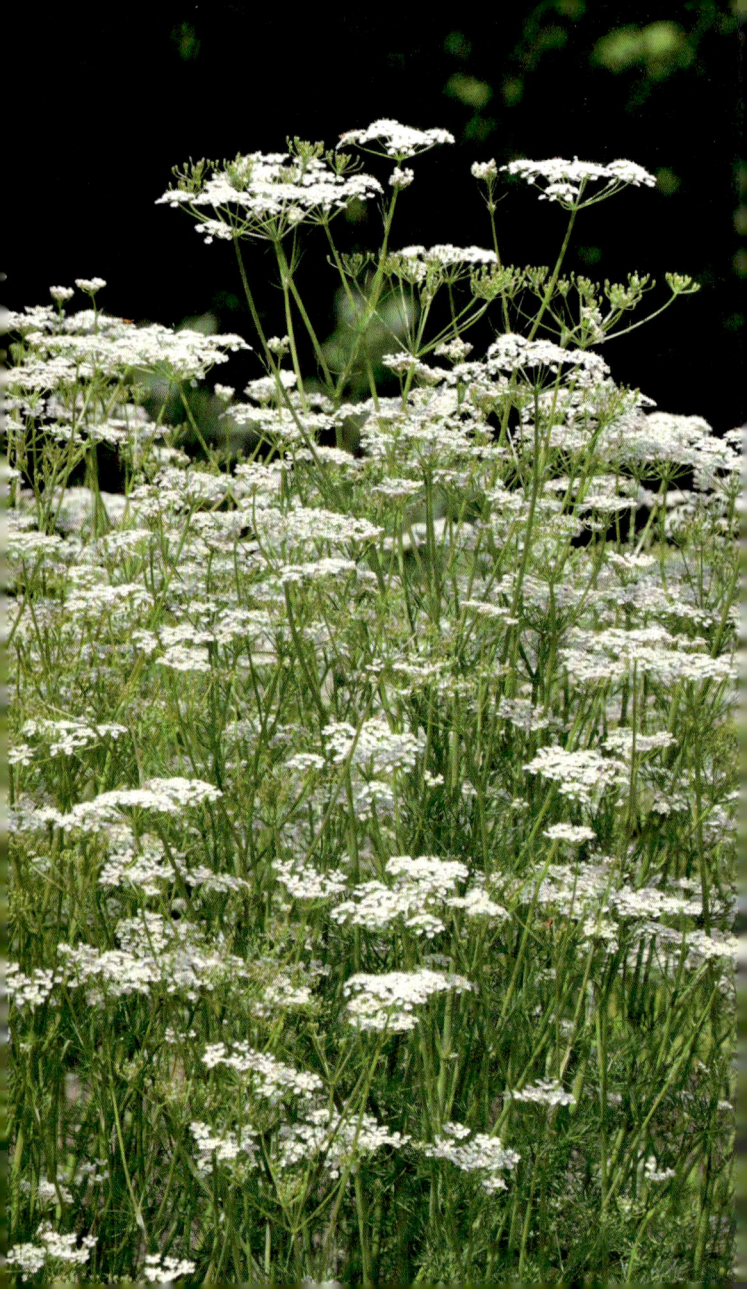

Kümmel

(Cuminum cyminum oder Carum carvi)

Wenn Hildegard von »ciminum« oder »carvum« spricht, lässt sich nicht entscheiden, ob sie den heimischen Kümmel *(Carum carvi)* oder den Kreuzkümmel *(Cuminum cyminum)* meint, der aus dem Mittelmeerraum eingeführt wurde. Beide Pflanzen sind miteinander verwandt und werden gegen dieselben Beschwerden eingesetzt.

Hildegard verwendet den Kümmel in einem Rezept gegen Übelkeit: 12 Teile Kümmelsamen, 4 Teile Pfeffer und 3 Teile Bibernelle *(Pimpinella saxifraga)* werden im Mörser zerstoßen. Das Pulver wird mit Weizenmehl, einem Eidotter und Wasser zu einem Teig verrührt und dann zu kleinen Küchlein verbacken, die man gegen Übelkeit essen soll.

Obwohl traditionell beide Kümmelsorten gegen Verdauungsbeschwerden eingesetzt werden, regt besonders der heimische Kümmel die Bildung von Speichel, Magen- und Gallensäften an sowie auch die Darmbewegung. Gleichzeitig wirkt Kümmel entspannend bei Magen- oder Darmkrämpfen. Es genügt aber auch, einige Kümmelkörner nach dem Essen zu kauen.

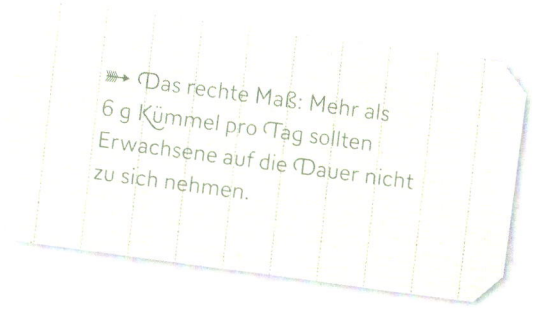

➡➡➡ Das rechte Maß: Mehr als 6 g Kümmel pro Tag sollten Erwachsene auf die Dauer nicht zu sich nehmen.

Lorbeer
(Laurus nobilis)

D er Lorbeer kommt aus dem Mittelmeerraum und galt dort schon seit der Antike als eine ganz besondere Pflanze. Er war der Strauch des Gottes Apoll, der für die Heilkunst zuständig war.

Lorbeer enthält zahlreiche ätherische Öle, einen großen Anteil davon macht das Cineol aus, das auch in den Blättern des Eukalyptusbaums enthalten ist.

Hildegard kennt vielfältige Anwendungen des Lorbeers, sowohl der Blätter als auch der Früchte. Bemerkenswert ist ihr Rezept gegen den Zorn: Wenn jemand von Zorn so erregt wird, dass ihn das Gefühl krank macht, soll er Lorbeerblätter auf einem heißen Backstein trocknen und Majoran und Salbei an der Luft trocknen. Die drei getrockneten Kräuter werden einzeln pulverisiert und vermischt: am meisten Lorbeer, etwas weniger Salbei und noch etwas weniger Majoran. Schon der Duft dieses Pulvers soll beruhigen und entspannen, außerdem kann man es mit kaltem Wein vermischt auf Brust, Stirn und Schläfen reiben.

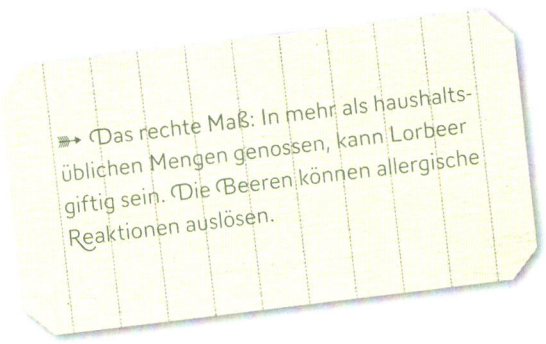

➡ Das rechte Maß: In mehr als haushaltsüblichen Mengen genossen, kann Lorbeer giftig sein. Die Beeren können allergische Reaktionen auslösen.

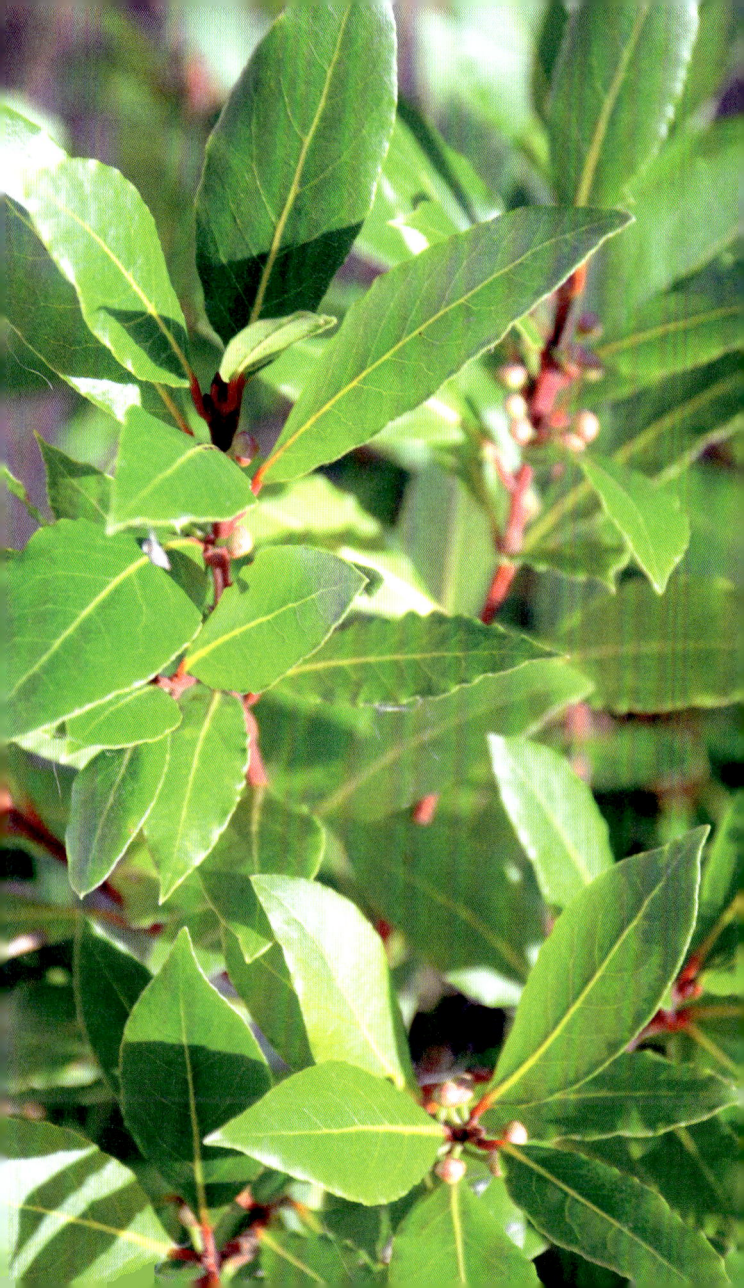

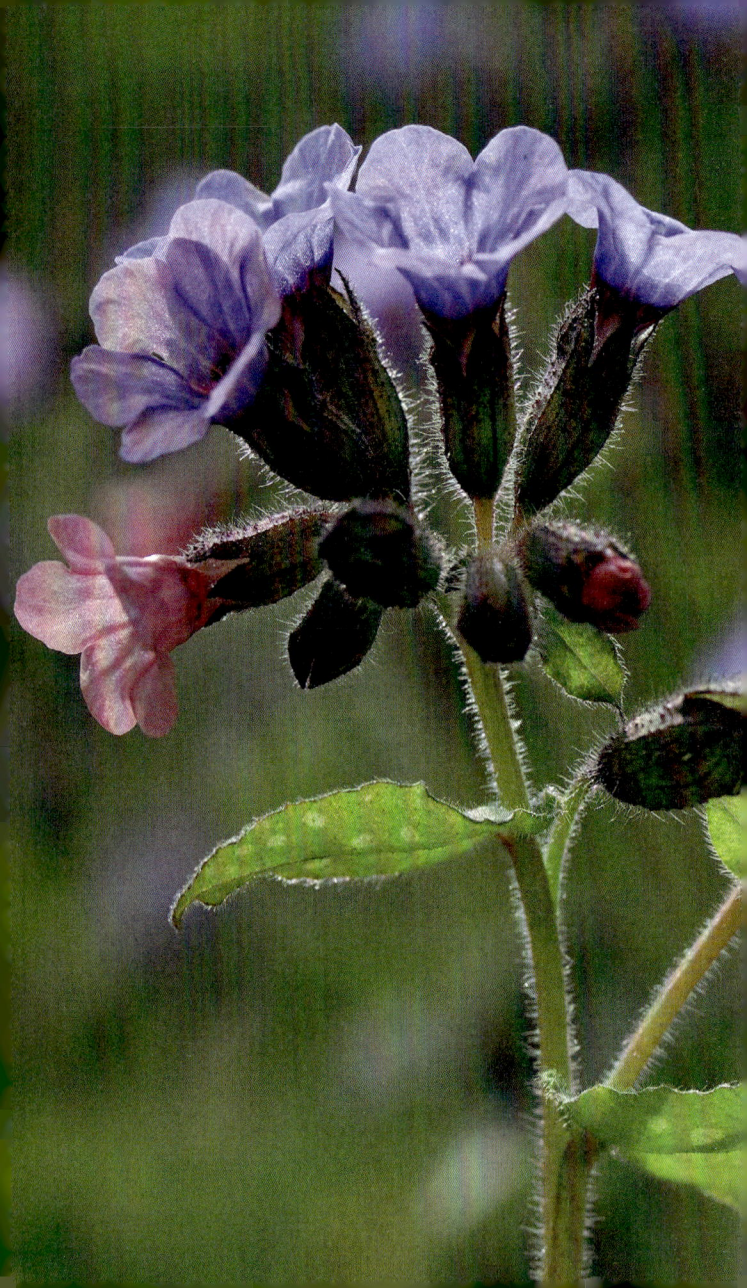

Lungenkraut

(Pulmonaria officinalis)

Das Lungenkraut heißt bei Hildegard von Bingen *Lungwurz*, und der lateinische Name *Pulmonaria officinalis* weist in dieselbe Richtung wie die deutschen Namen: Die Saponine und Gerbstoffe in dem Kraut helfen **bei Husten und Entzündungen der Atemwege**, das Allantoin hilft den Zellen, sich zu erneuern und zu verheilen. Hildegard rät: *nehme man Lungenkraut und koche es in Wasser und nicht in Wein, und den so gekochten und durch ein Tuch passierten gieße man in einen Topf und trinke ihn über eine Woche. Und wenn er aufgebraucht ist, koche man noch einen in gleicher Weise. Man soll ihn jeden Tag nüchtern trinken, bis man geheilt ist.* Heute kocht man in der Volksheilkunde einen Tee aus den getrockneten Blättern des Lungenkrauts, mit ca. 15 g des Tees auf einen halben Liter Wasser.

In Deutschland kommt das gefleckte Lungenkraut wild besonders in Bayern, Nordrhein-Westfahlen, Mecklenburg und Sachsen vor. Mit etwas Glück findet man es dort in lichten Buchenwäldern. Es ist aber inzwischen auch eine beliebte Gartenpflanze und verwildert aus Hausgärten.

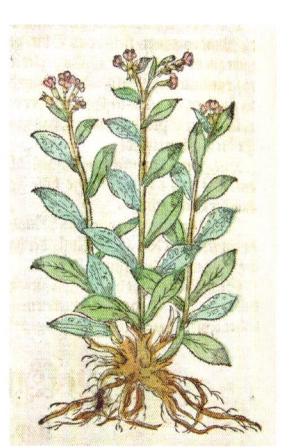

Mariendistel

(Silybum marianum)

Die Mariendistel mit ihren leuchtend violetten Blüten ist eine Verwandte der Artischocke. Sie gehörte wahrscheinlich in den klösterlichen Kräutergarten, da sie eigentlich aus wärmeren Gegenden stammt und bei uns zwar vereinzelt verwildert, aber nicht überall zu finden ist. Wer sie sucht, wird wahrscheinlich am ehesten auf sandigen Brachflächen, Schutthalden oder trockenen Wiesen fündig. Sicherer ist es, die Pflanze im eigenen Garten auszusäen oder getrocknet in der Apotheke zu kaufen. Ihre stärkende Wirkung für das Immunsystem und für die Leber ist heute wissenschaftlich nachgewiesen.

Hildegard gewinnt aus Mariendistel und Salbei einen Saft, mit dem sie **Gliederschmerzen** bekämpft. Wenn man stechende oder krampfartige Schmerzen in den Gliedern verspürt, soll man den Saft trinken.

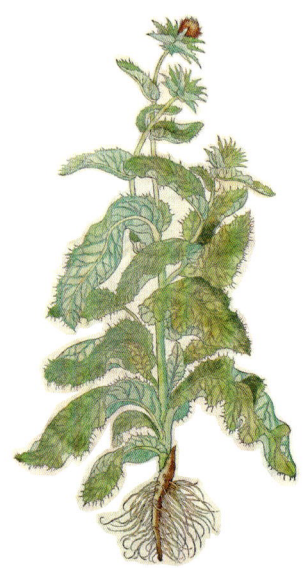

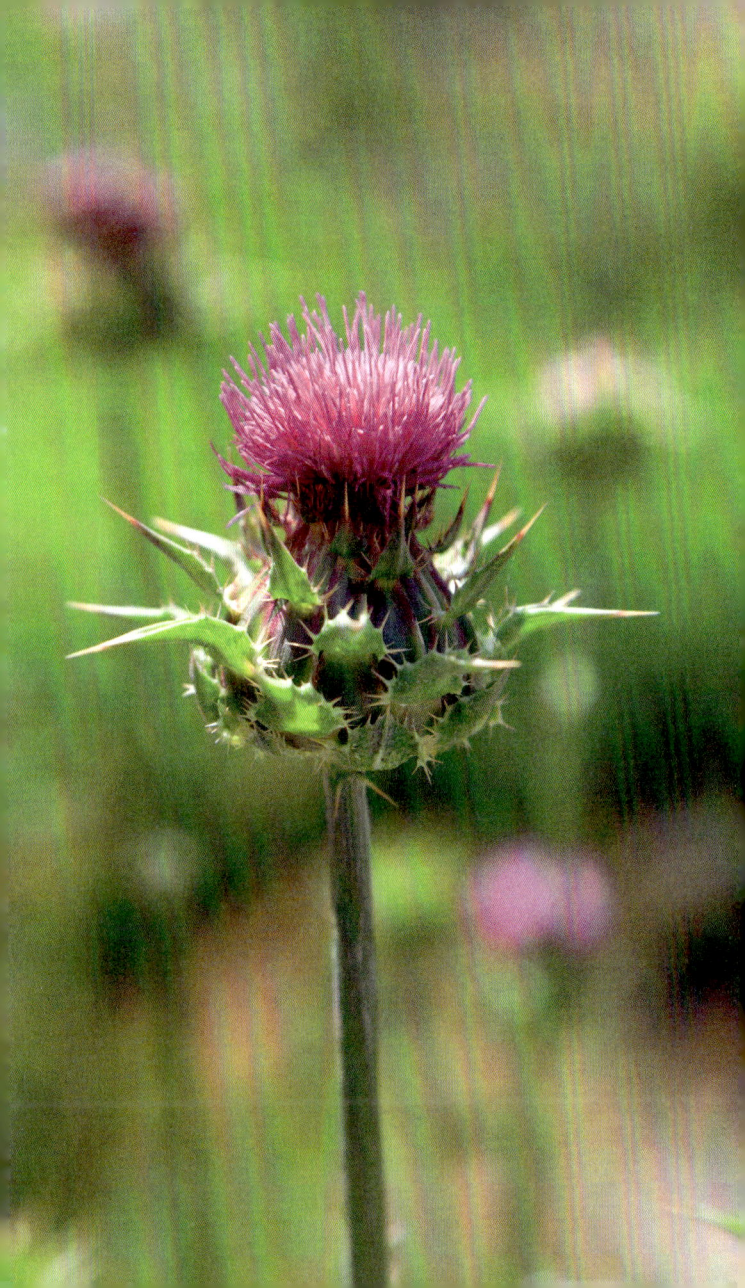

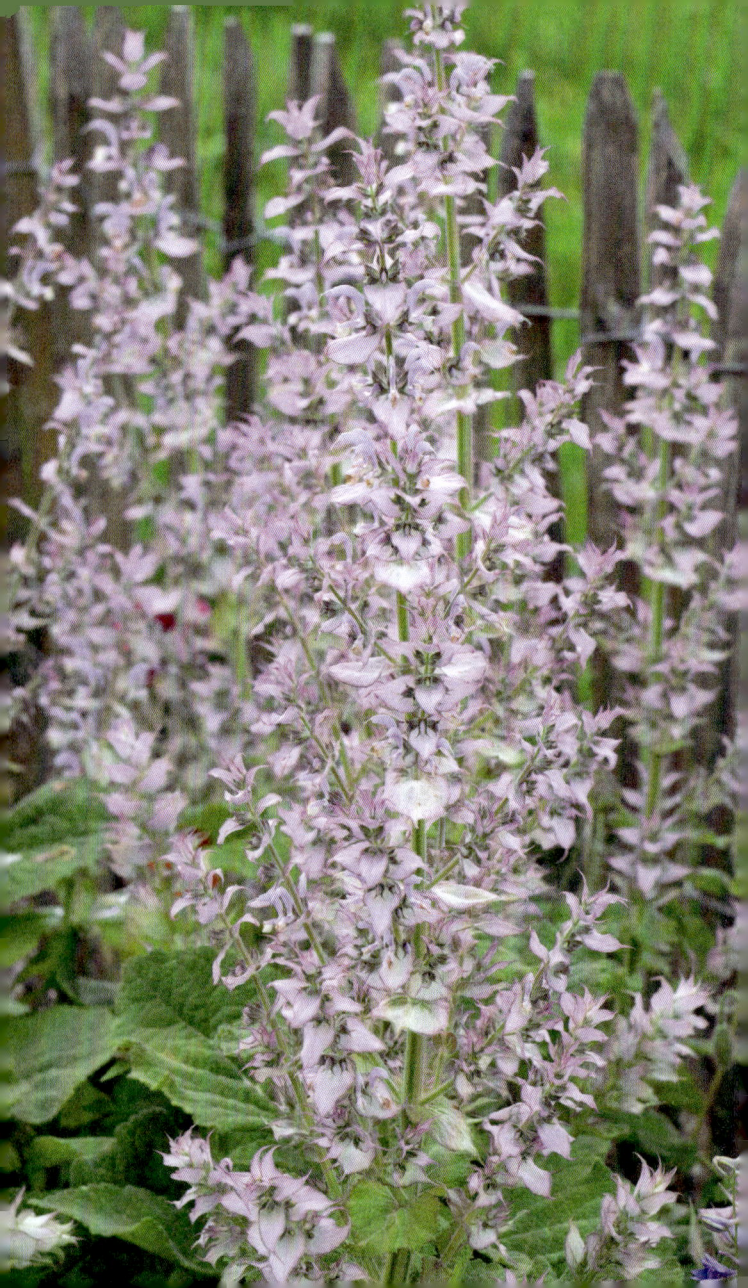

Muskateller-Salbei

(Salvia sclarea)

D er Muskateller-Salbei scheint eine echte Entdeckung der mittel-
alterlichen Medizin zu sein, denn die antiken Heilkundigen
wissen nichts von ihm. Die Pflanze erscheint schon im frühen Mittelalter im Gedicht von Walahfrid Strabo, dem Abt der Reichenau, der
seinen Kräutergarten auf dieser Insel beschreibt. Der aromatische
Duft des Krauts ist sehr charakteristisch und wurde früher genutzt,
um schlechten Wein aufzuwerten.

Hildegard verwendet den Muskateller-Salbei als Mittel gegen
einen gereizten und empfindlichen Magen: Dazu nehme man 1 Teil
Fenchel, 4 Teile Polei-Minze und 12 Teile Muskateller-Salbei und koche
die Kräuter unter Beigabe von etwas Honig in Wein auf. Der gefilterte
Wein sollte nach dem Essen und vor dem Schlafengehen getrunken
werden, um den Magen zu kräftigen und zu stabilisieren.

Die Inhaltsstoffe des Muskateller-Salbei gleichen denen des
Salbei *officinalis*, doch enthält er weniger Thuyon, das Muskelkrämpfe
hervorrufen kann. Er ist deshalb milder und besser für Schwangere
und Stillende geeignet, wie auch für Epileptiker.

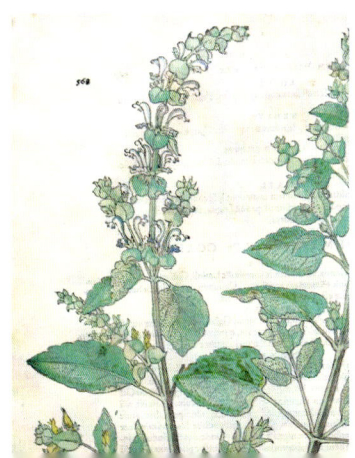

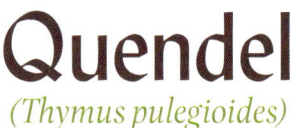

Quendel

(Thymus pulegioides)

Von den vielen Arten des Thymians ist der Quendel *(Thymus pule-gioides)* diejenige, die schon zu Hildegards Zeiten in den Kräuter-gärten nördlich der Alpen gedieh. Das duftende Kraut ist bis heute beliebt als Gewürz und als Bestandteil zahlreicher Hustensäfte.

Hildegard jedoch empfiehlt der Quendel in einer anderen An-wendung: Sie stellt aus Quendel und Fett eine Salbe her, um **Juckreiz und Rötungen der Haut** zu behandeln. Dabei gibt sie jedoch keine genaueren Angaben, sie scheint einfach die fein gehackten Blättchen unter das Fett zu mischen. Sicherlich kann man den Quendel auch in einem Gefäß mit Olivenöl durchziehen lassen und dann abseihen, oder man greift direkt auf ätherisches Öl aus der Apotheke zurück und be-nutzt es etwa als Badezusatz.

Die ätherischen Öle des Thymians haben sich als antiseptisch gegen Bakterien und Viren wie auch als sehr wirksam gegen Pilzerkran-kungen erwiesen, besonders das Thymol.

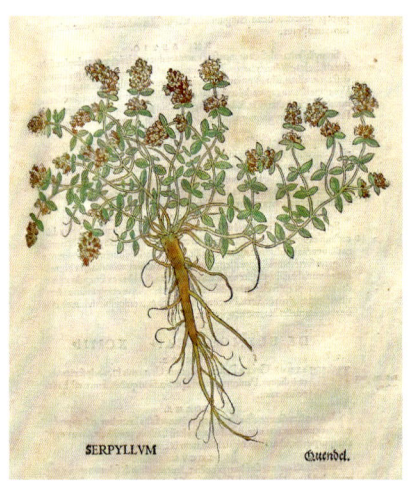

SERPYLLVM   Quendel.

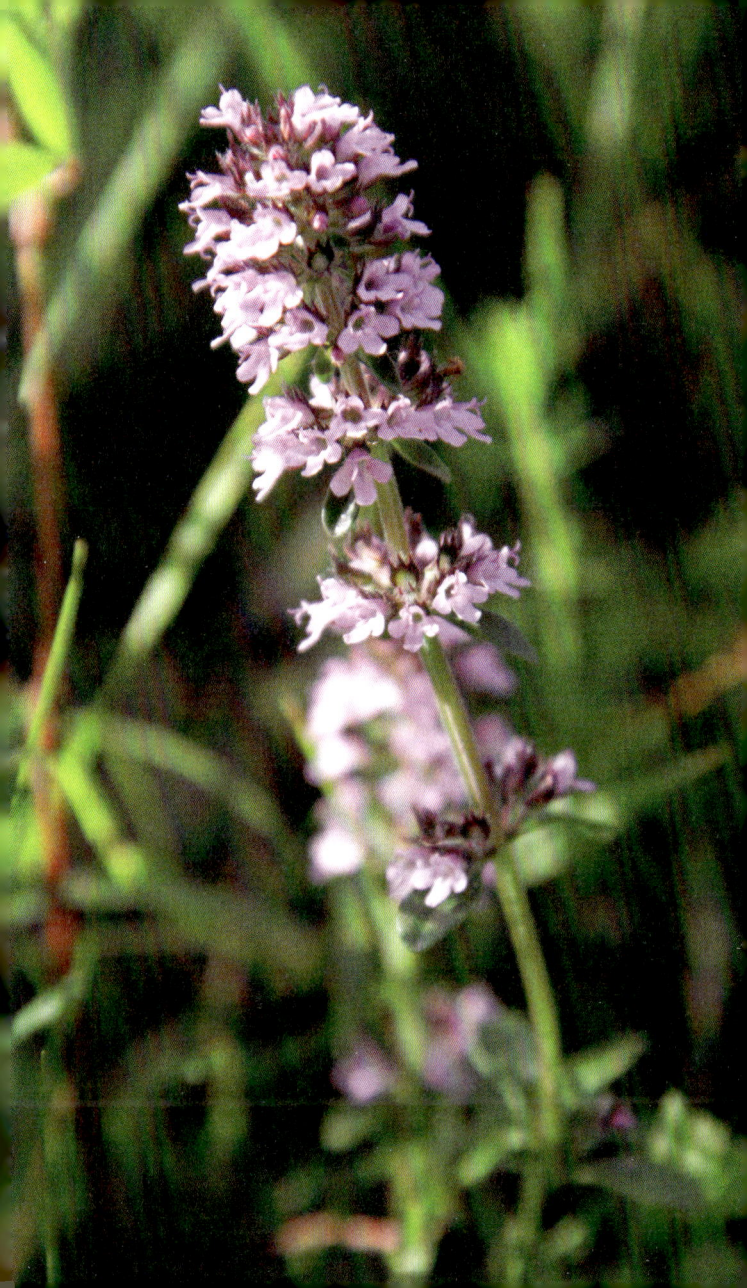

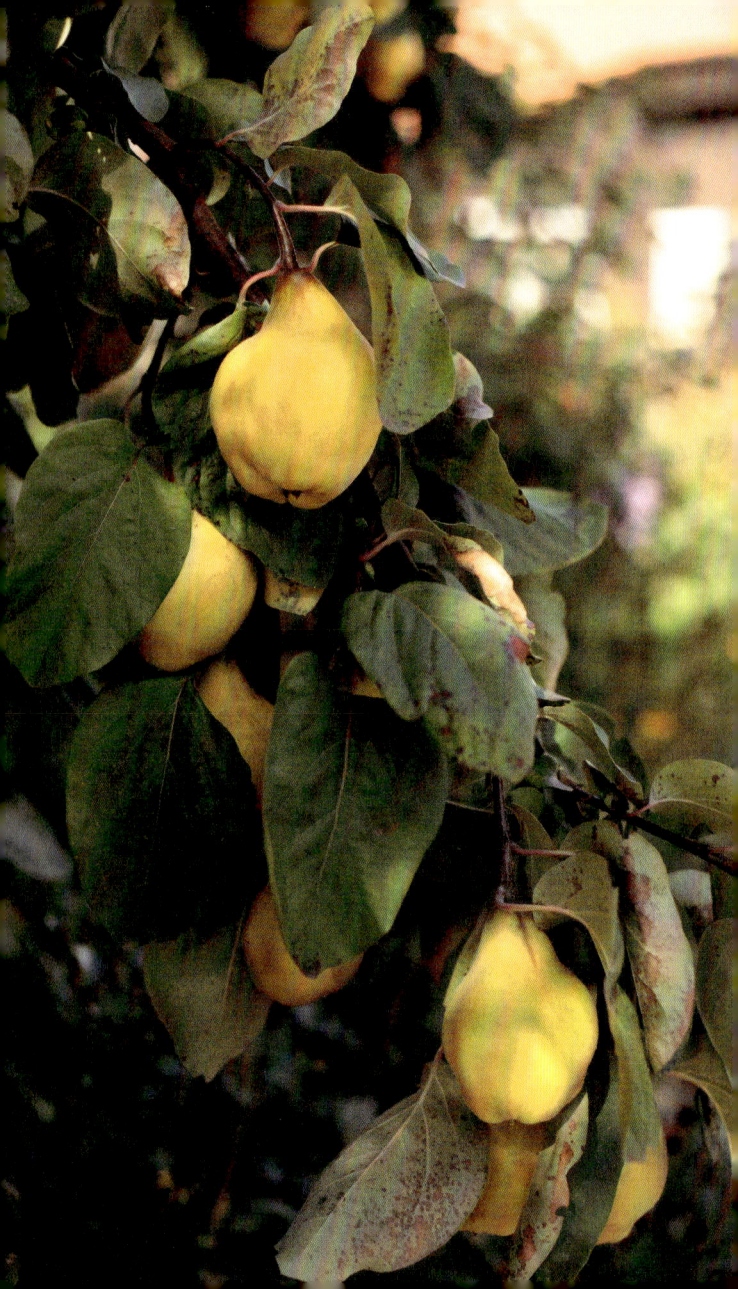

Quitte
(Cydonia oblonga)

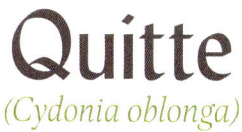

Die Quitte stammt ursprünglich aus dem östlichen Mittelmeerraum, ihr Name stammt von der kretischen Stadt Kydonia (heute Chania). Als heimische Herbst- und Winterfrucht wird sie in letzter Zeit immer beliebter, nicht nur im traditionellen Quittenbrot, sondern auch in ungewöhnlichen Kombinationen wie im Lammgulasch.

Hildegard von Bingen erklärt zunächst die Tatsache, dass Quitten roh ungenießbar sind und erst gekocht oder gebraten werden müssen. Sie empfiehlt Menschen, die an zu starkem Speichelfluss leiden, viele Quitten zu essen. Dabei wirken die in der Quitte enthaltenen Tannine speichelhemmend, während zugleich die Gerbstoffe Entzündungen im Mund- und Rachenraum bekämpfen.

Wer das ganze Jahr über Quitten genießen will, sollte es einmal mit Quittenkompott probieren – ein Genuss, auch im Obstsalat oder auf Mürbeteig-Torteletts!

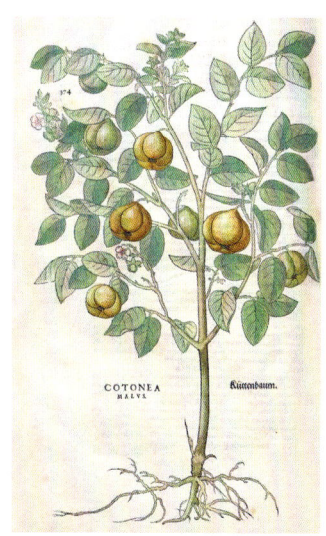

COTONEA
MALVS   Küttenbaum.

Ringelblume

(Calendula officinalis)

Die Ringelblume wird auf Latein *Calendula* genannt, weil sie ihre Blüten stets zur Sonne wendet. Hildegard schreibt ihr »große Grünkraft« zu, die Kraft des Lebens, die sie in allen Geschöpfen findet.

Sie empfiehlt die Ringelblume gegen **Ausschlag auf der Kopfhaut**: Dazu werden die Blätter und Blüten der Ringelblume ausgedrückt, und aus dem Saft wird mit Mehl eine Paste hergestellt. Mit dieser Paste wird die Kopfhaut eingerieben. Zum Abwaschen der Paste empfiehlt Hildegard eine Lauge mit Ringelblumensaft.

Die wohltuende Wirkung der Ringelblume auf die Haut machen sich bis heute verschiedene Kosmetika zunutze. Die Inhaltsstoffe wirken antiseptisch und beugen Entzündungen vor.

Für einen Vorrat zuhause ein kleines Glas mit Calendula-Blüten füllen und diese mit Olivenöl übergießen. Nach 6 Wochen das Öl durch einen Filter in eine kleine Flasche abfüllen. Ringelblumenöl hilft bei kleinen Wunden und Verbrennungen.

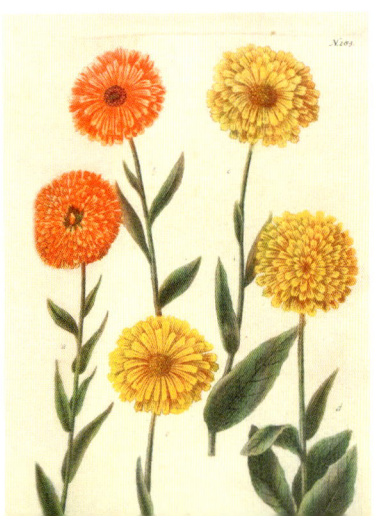

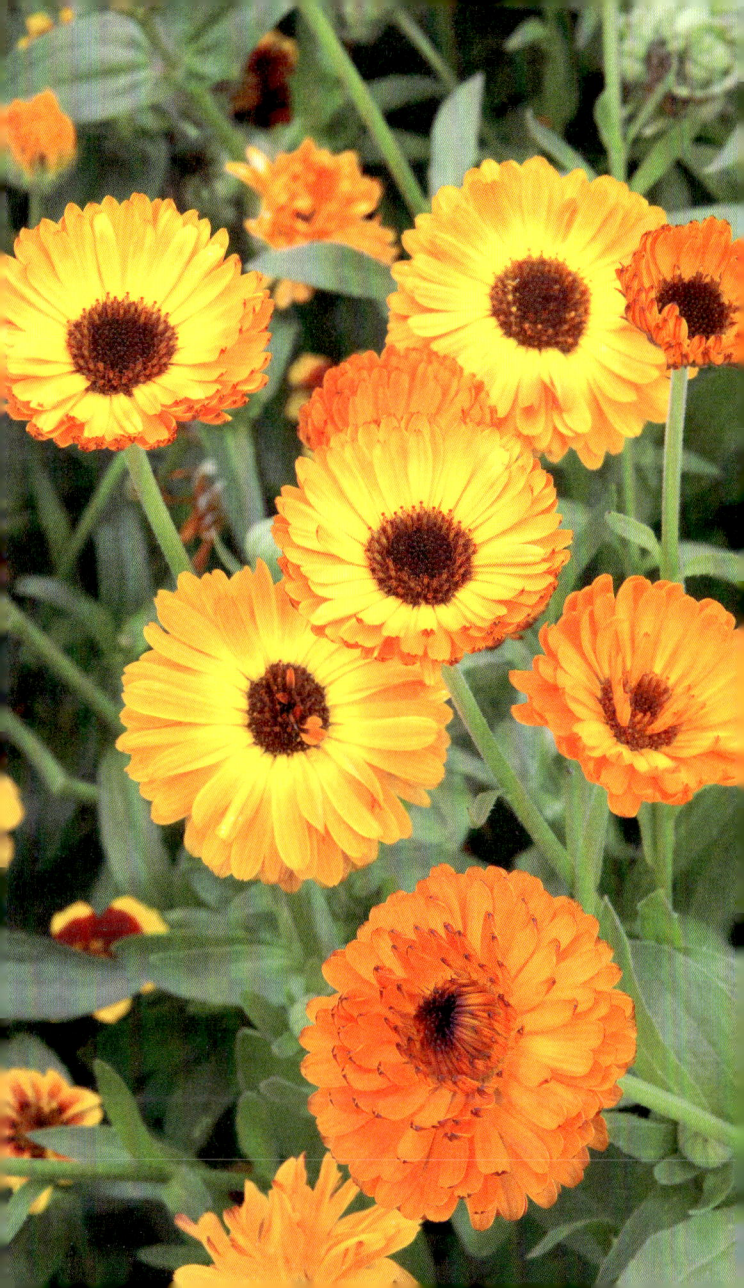

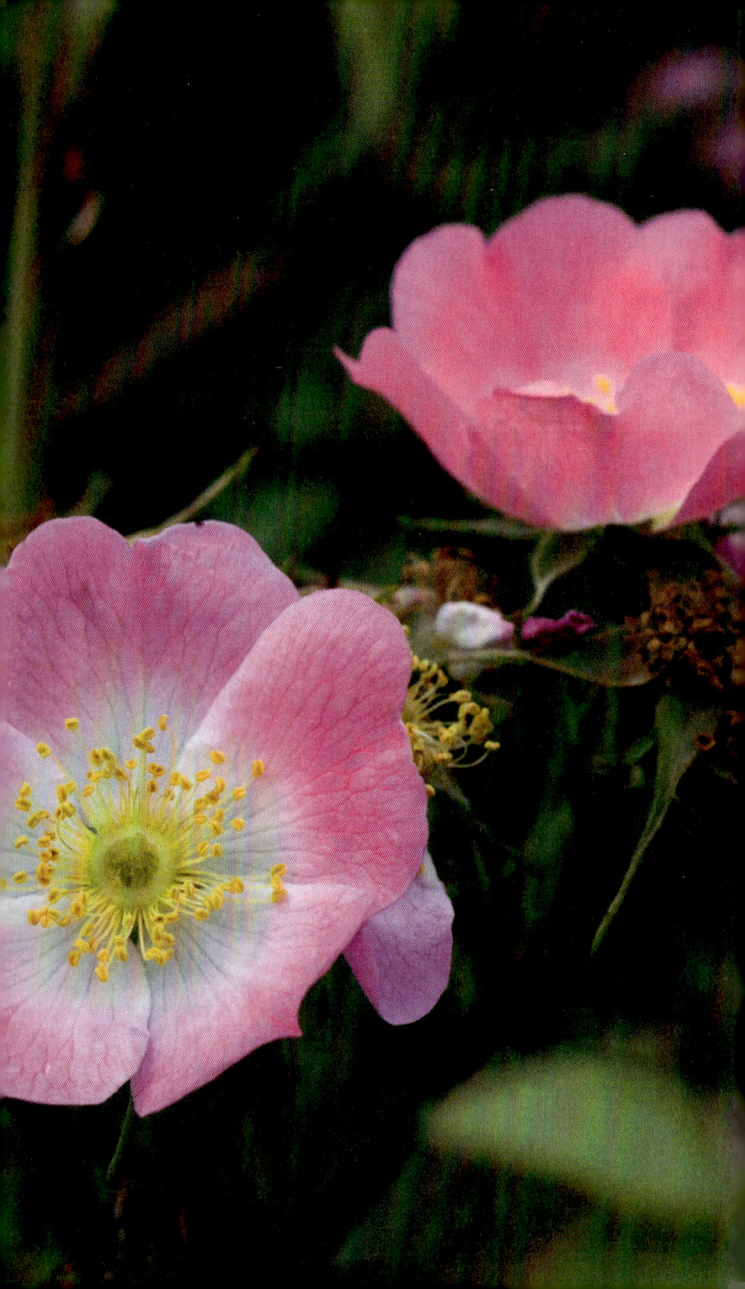

Rose

(Rosa)

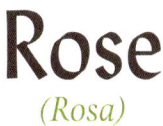

D ie Rose wurde im Altertum und im Mittelalter für ihre Heilkräfte mindestens ebenso geschätzt wie für ihre Schönheit und ihren Duft.

Wer heute selbst auf die Heilkraft der Rose zurückgreifen will, sollte die ursprünglichen Sorten Wildrose *(Rosa rubiginosa)* und Damaszenerrose *(Rosa x damascena)* wählen und darauf achten, dass die Blumen nicht gespritzt sind. Schon seit dem Mittelalter wird aus Rosenblütenblättern das begehrte Rosenöl gewonnen, doch bei Hildegard wird einfach der aus den Blütenblättern gepresste Saft benutzt.

Hildegard heilt mit einem Rezept mit Rosensaft schmerzende und entzündete Augen: 3 Teile Veilchensaft, 6 Teile Rosensaft und 2 Teile Fenchelsaft werden mit ein wenig Wein vermischt. Die Mischung wird vor dem Schlafengehen um die Augen herum aufgetragen, soll jedoch nicht in die Augen hineingelangen.

Für eine ähnliche Anwendung eignet sich auch handelsübliches Rosenwasser: Es lässt geschwollene oder gerötete Augenlider abschwellen.

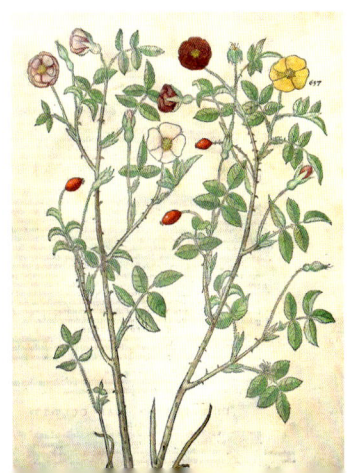

Salbei
(Salvia officinalis)

*C*ur moriatur homo cui salvia crescit in horto? »Warum sollte ein Mensch sterben, in dessen Garten Salbei wächst?«, fragt ein mittelalterliches Sprichwort. Die wärmeliebende Pflanze aus dem Mittelmeerraum war zu Hildegards Zeit schon lange ein unentbehrlicher Bestandteil der Klostergärten auch nördlich der Alpen geworden.

Salbeitee wird heute oft bei Husten und Heiserkeit empfohlen, aber auch bei Verdauungsproblemen, denn seine Flavonoide und Kampher wirken krampflösend auf Magen und Darm. Diese Wirkung kennt auch Hildegard: Sie gibt ein Rezept gegen **Appetitlosigkeit**: Salbei wird mit etwas weniger Kerbel und Knoblauch in Essig zerrieben, und in diese Würzmischung taucht man beim Essen die Speisen, etwa das Brot. Wenn jemand ein Essen nicht vertragen hat und davon **Verdauungsbeschwerden** bekommt, empfiehlt Hildegard eine Mischung aus 2 Teilen Salbei, 1 Teil Raute *(Ruta graveolens)* und etwas Salz. Diese Mischung soll man sofort essen, um die Beschwerden zu lindern.

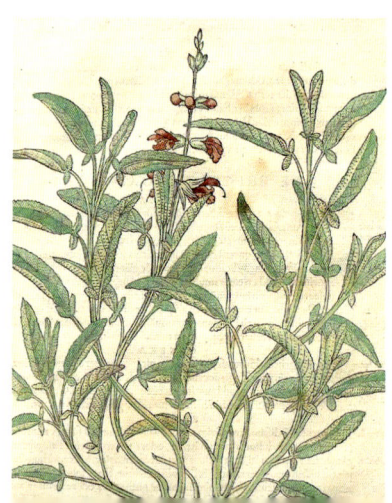

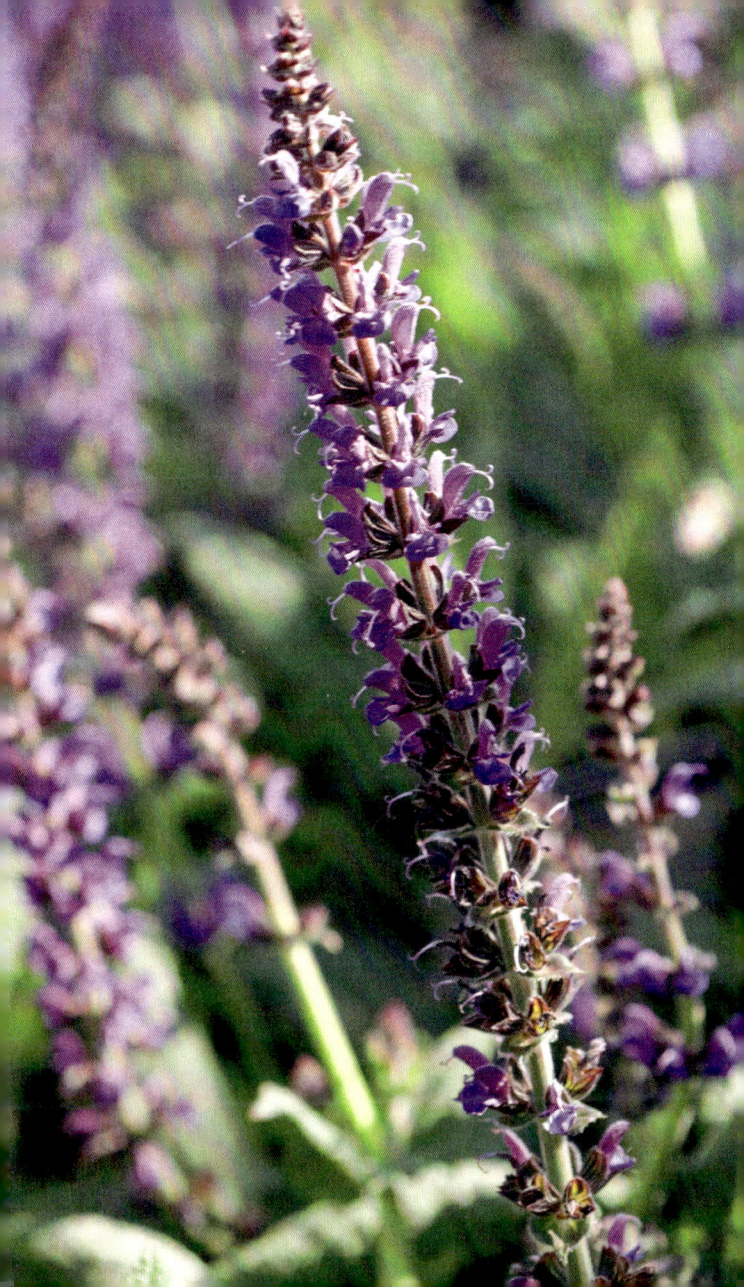

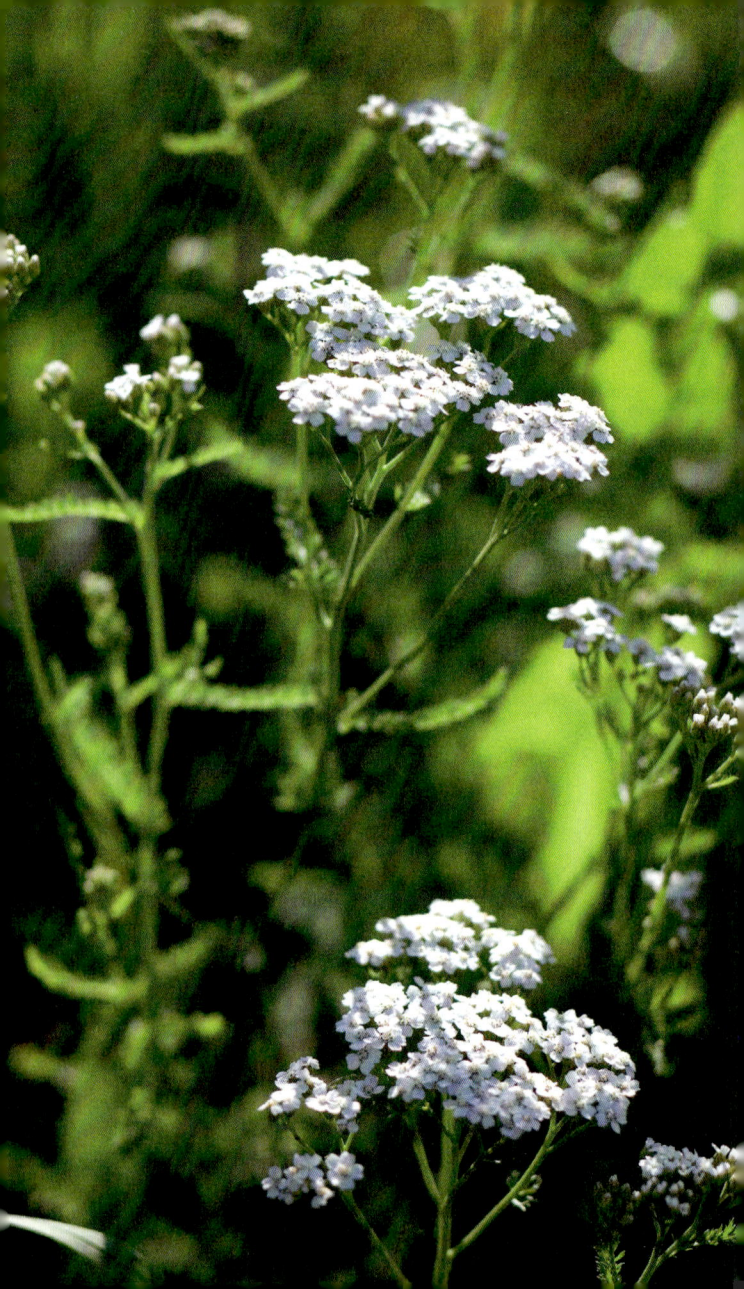

Schafgarbe

(Achillea millefolium)

E in hübscher weißer Doldenblütler, doch kompakter und weniger duftig als etwa die wilde Möhre, so findet man die Schafgarbe im Sommer am Wegrand, ab Mitte Juni erscheinen ihre Blüten, und dann ist die beste Zeit, sie zu ernten.

Hildegard empfiehlt Schafgarbe zur Behandlung von **Wunden**: Die Pflanze wird in Wasser aufgekocht, die noch warmen Kräuter werden in ein Tuch geschlagen und auf die Wunde gelegt. Wenn die Wunde begonnen hat, sich etwas zu schließen, kann das Kraut auch ohne Tuch direkt auf die Wunde gelegt werden.

Es ist heute erwiesen, dass die Schafgarbe, wenn man sie in Wasser aufkocht, die Blutgerinnung beschleunigt und darüber hinaus entzündungshemmende und wundheilende Eigenschaften hat. Sie wird für Sitzbäder (75 g getrocknete Schafgarbe auf 15 l Wasser) und ähnliche Anwendungen empfohlen.

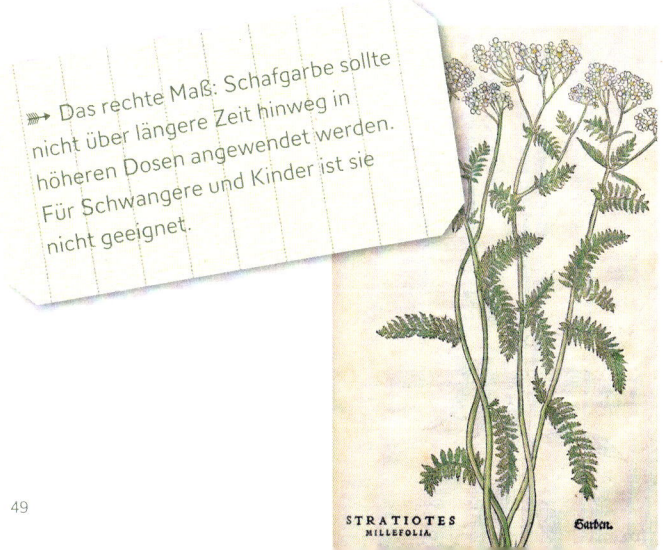

➤ Das rechte Maß: Schafgarbe sollte nicht über längere Zeit hinweg in höheren Dosen angewendet werden. Für Schwangere und Kinder ist sie nicht geeignet.

STRATIOTES
MILLEFOLIA.   Garten.

Schlüsselblume

(Primula veris oder officinalis)

Die Schlüsselblume »schließt« den Frühling auf. Hildegard erklärt, dass diese Pflanze ihre Lebenskraft (oder »Grünkraft«, wie sie es nennt) von der Sonne bezieht. Dazu passt, dass die Schlüsselblume ihre Blüten mit den ersten Sonnenstrahlen im Frühling zeigt. Wer Schlüsselblumen im Garten hat, kann dann Stängel und Blüten ernten, wild wachsende Schlüsselblumen stehen unter Schutz und dürfen nicht gesammelt werden.

Aus dem »sonnigen« Charakter der Blume leitet Hildegard ihre Anwendung ab: Sie empfiehlt die Schlüsselblume bei einer Art von Melancholie, die durch **innere Unruhe und Gereiztheit** gekennzeichnet ist. Dagegen soll es helfen, sich das Kraut direkt auf die Haut über Brust und Herz zu legen, bis es die Körperwärme angenommen hat.

Heute ist die Schlüsselblume Bestandteil von Hustensäften, da ihre Saponine schleimlösende Wirkung haben. Für einen Tee aus Schlüsselblumen 1–2 Teelöffel des getrockneten Krauts auf eine Tasse heißes Wasser verwenden und das ganze etwa 10 Minuten ziehen lassen.

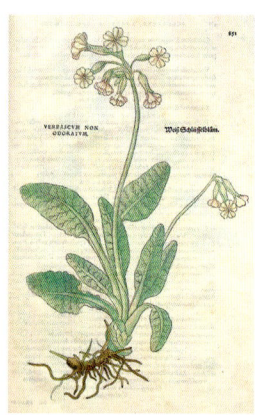

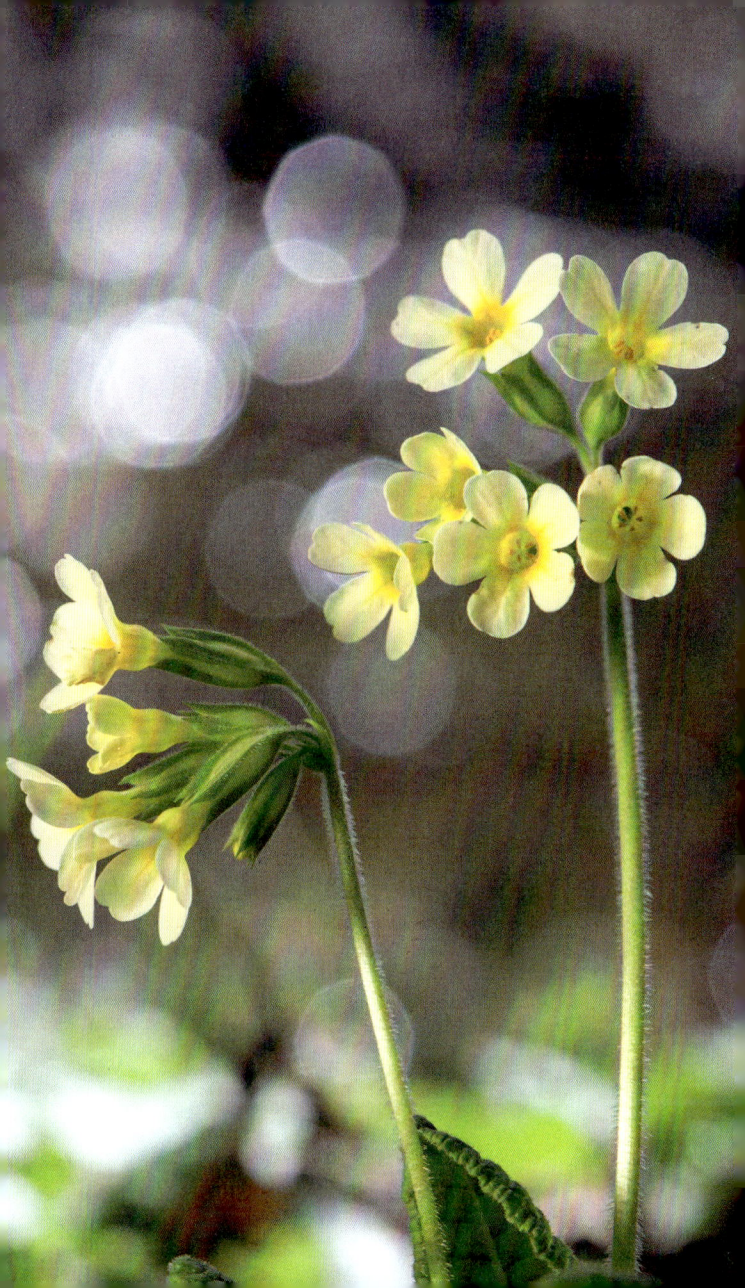

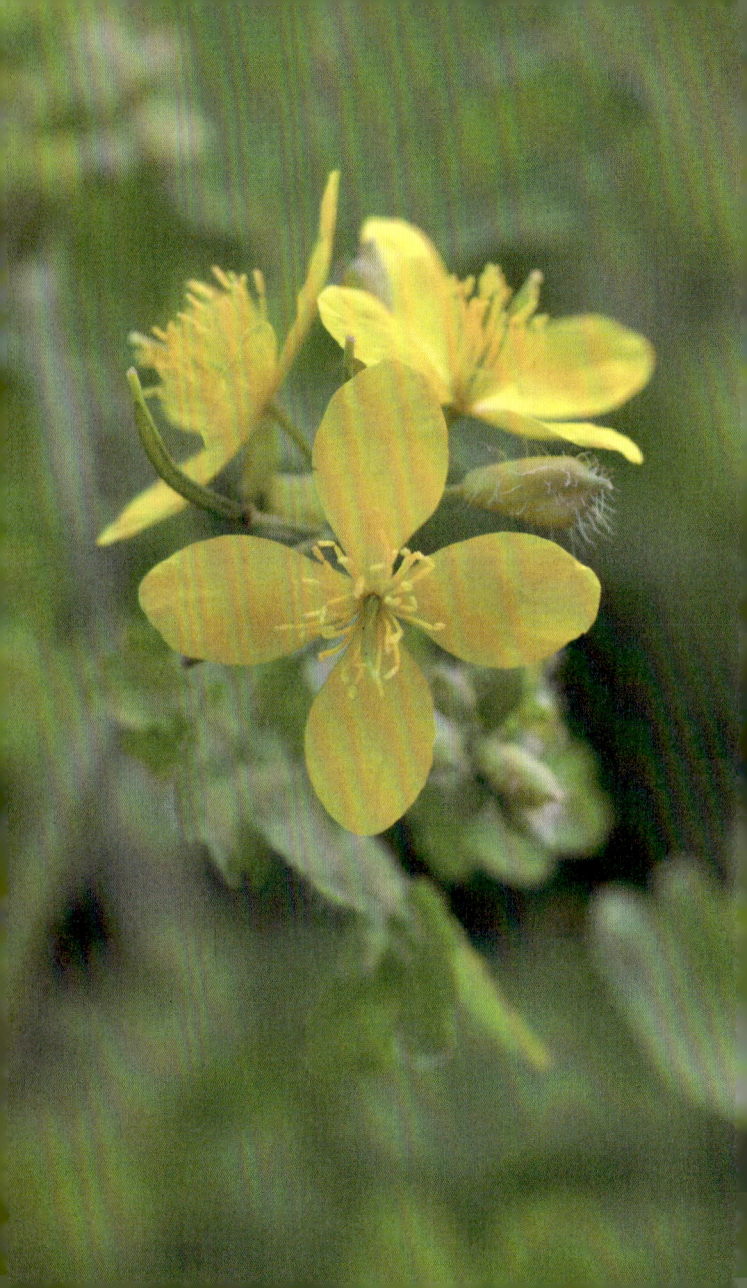

Schöllkraut

(Cheilidonia)

D as Schöllkraut ist leicht zu finden und zu erkennen: Mit seinen gelben Blüten siedelt es sich gern auf lehmigem Untergrund an, und wer noch Zweifel hat, kann einen Stängel der Pflanze abbrechen: Der leuchtend gelbe Saft im Inneren ist ein sicheres Unterscheidungsmerkmal.

Hildegard verwendet eine Salbe aus dem Saft des Schöllkrauts bei Hautproblemen infolge von falschem Essen, also wahrscheinlich einem **allergischen Ausschlag**. Um die Salbe herzustellen, verrührt sie altes Schmalz in einer Schüssel mit dem Saft der Pflanze. Die Mischung wird auf den Ausschlag aufgetragen.

Traditionell behandelt man mit dem Saft des Schöllkrauts auch Warzen.

➼ Das rechte Maß: In großen Mengen verzehrt, reizt Schöllkraut Magen und Darm und führt zu Erbrechen und Durchfall.

Tanne
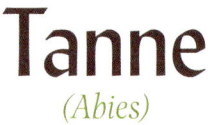
(Abies)

Die Tanne ist reich an ätherischen Ölen, die antibakteriell wirken, und daher heilsam für die Atemwege. Von den verschiedenen Tannenarten, die heute zu medizinischen Zwecken verwendet werden, war zu Hildegards Zeit nur die Weißtanne *(Abies alba)* bei uns bekannt, während die Sibirische Tanne *(A. sibirica)* und die Balsamtanne *(A. balsamea)* aus Asien bzw. Nordamerika stammen.

Verwendet werden heute vor allem die jungen Triebe der Tanne, aber auch die Nadeln. Hildegard dagegen verwendet auch die Samen aus den Tannenzapfen, die Rinde und das Holz für verschiedene Heilmittel. Die Tanne gilt ihr als ein Baum, der bösen Zauber und schlechte Geister abwehrt.

Tannenrauch ist eines der wenigen Mittel, die Hildegard von Bingen gegen den Schnupfen angibt: Dazu wird Tannenholz verbrannt, und man atmet den Rauch durch die Nase ein. Da die ätherischen Öle der Tanne sowohl abschwellende als auch entzündungshemmende Eigenschaften haben, werden sie bis heute bei Nebenhöhlenentzündung und Schnupfen angewendet.

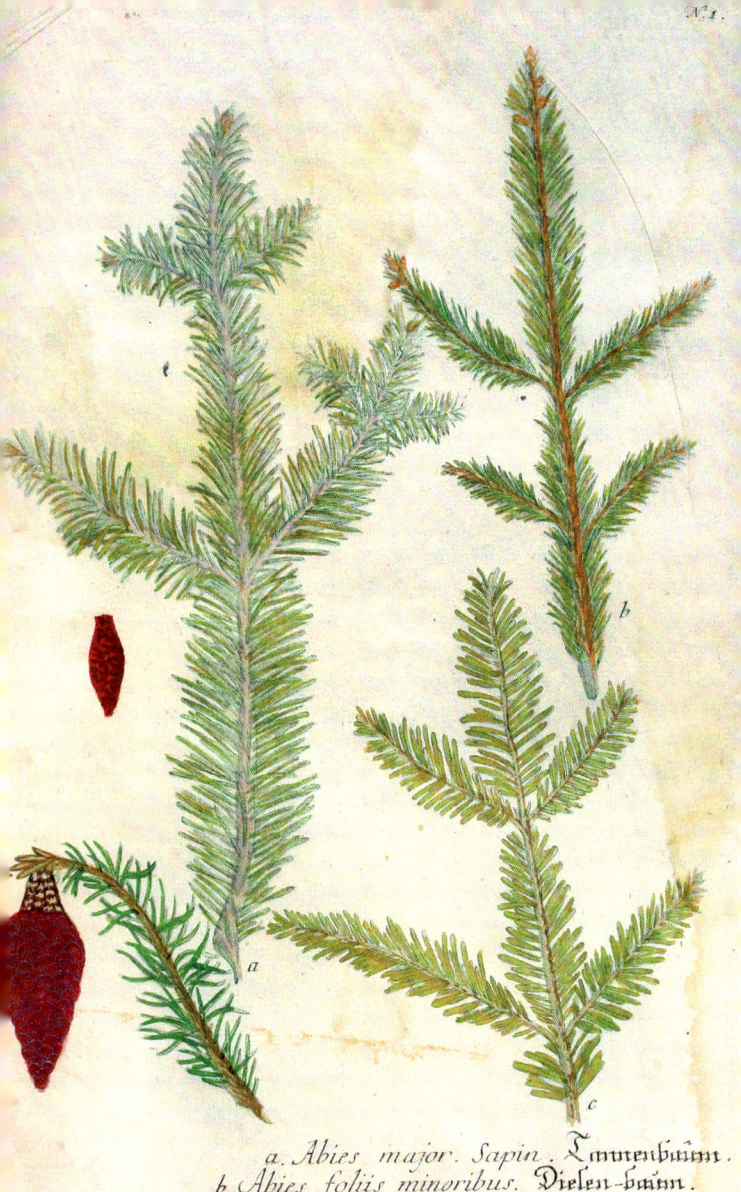

a. *Abies major. Sapin.* Tannenbaum.
b. *Abies foliis minoribus.* Dielen-baum.
c. *Abies Taxi folio.* Tax Tannen.

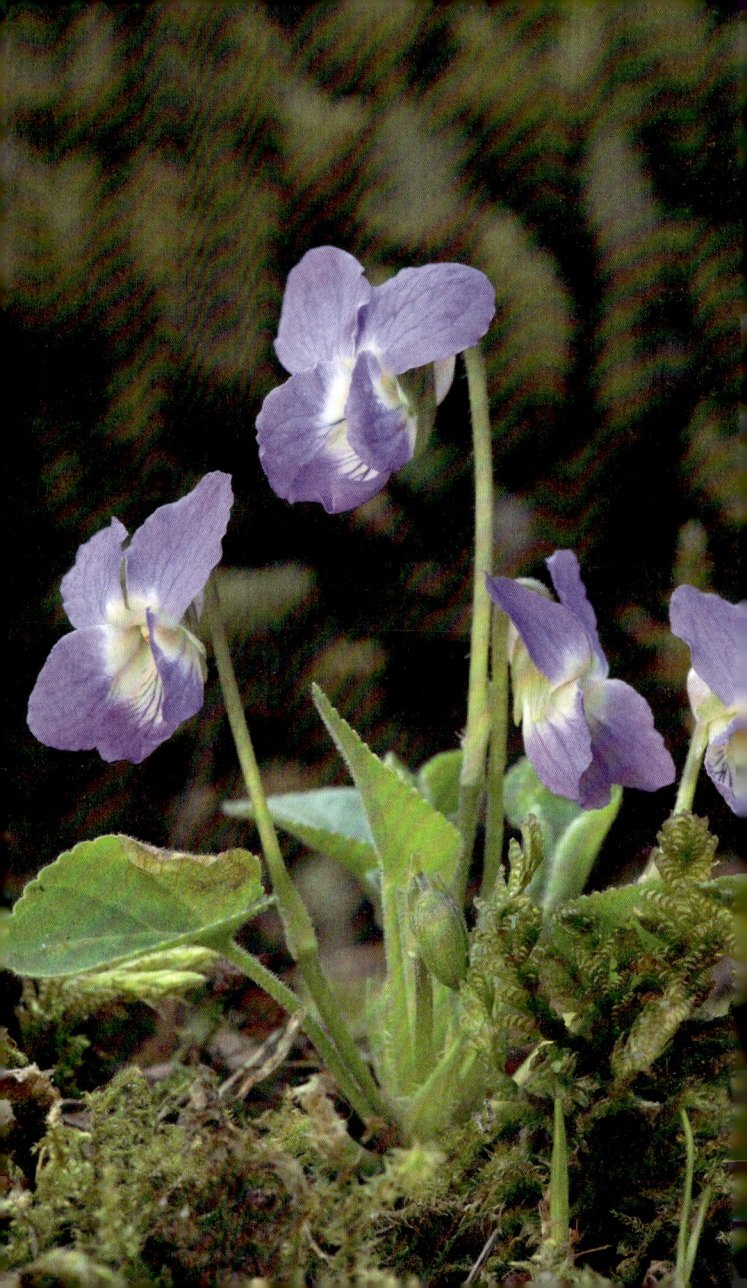

Veilchen

(Viola odorata)

W er kennt nicht das Veilchen, den duftenden blauen Frühlings-
boten, der fast überall auf Wiesen und an Bachrändern zu
finden ist? Heute findet man es vor allem als Duftspender in verschiedenen Kosmetika, doch bei Hildegard finden sich auch einige
Heilanwendungen.

Ein Veilchenrezept soll zum Beispiel gegen Melancholie
helfen: Dazu Veilchen in Wein aufkochen und abseihen, dann den
Wein mit Honig, Galgant und Süßholz abschmecken. Dieser Trank
bekämpft laut Hildegard die Melancholie und macht fröhlich.

Veilchen sind nicht nur heilkräftig, sondern auch schmackhaft
und dekorativ: Veilchenblüten machen sich gut auf grünem Salat,
kandierte Veilchenblüten schmücken Desserts und Torten. Wer variieren will, kann hier auch eine nahe Verwandte des Duftveilchens ein-
setzen: das Wilde Stiefmütterchen *(Viola tricolor)*, das ebenfalls Heilkräfte besitzt und die Verdauung unterstützt.

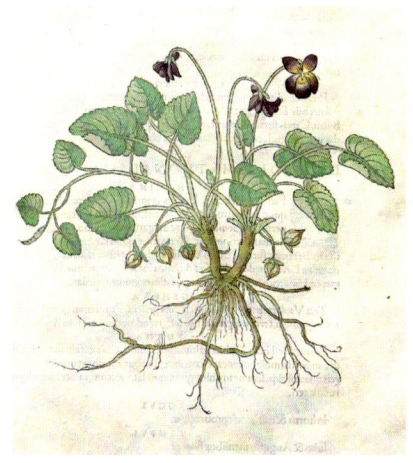

Wegerich
(Plantago)

D er Spitzwegerich *(Plantago lanceolata)* ist leicht zu finden: Nicht nur draußen in der Natur, auch im eigenen Rasen macht er sich breit, wenn dieser nicht gewissenhaft gepflegt wird. Seine Heilkräfte werden bis heute geschätzt, so dass der Wegerich sogar als Arzneipflanze angebaut wird. Er findet sich zum Beispiel in einigen Hustensäften.

Hildegard empfiehlt den Wegerich unter anderem bei **Insektenstichen**: Die schmerzende Stelle soll man mit Wegerichsaft einreiben. Dazu genügt es im Allgemeinen, eine Pflanze am Wegrand zu pflücken und auf dem Stich zu zerquetschen.

Diese Medizin, die draußen fast stets zur Hand ist, wird auch von Wanderern geschätzt, die auf dieselbe Weise Blasen am Fuß oder Sonnenbrand behandeln. Die Tannine und Schleimstoffe des Wegerichs beruhigen die Haut und wirken gegen Keime. Hierzu braucht man unbedingt den frischen Saft, beim Aufkochen gehen einige der Wirkungen verloren.

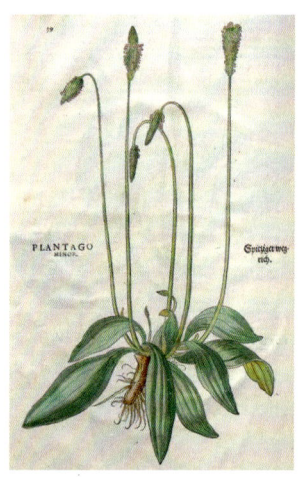

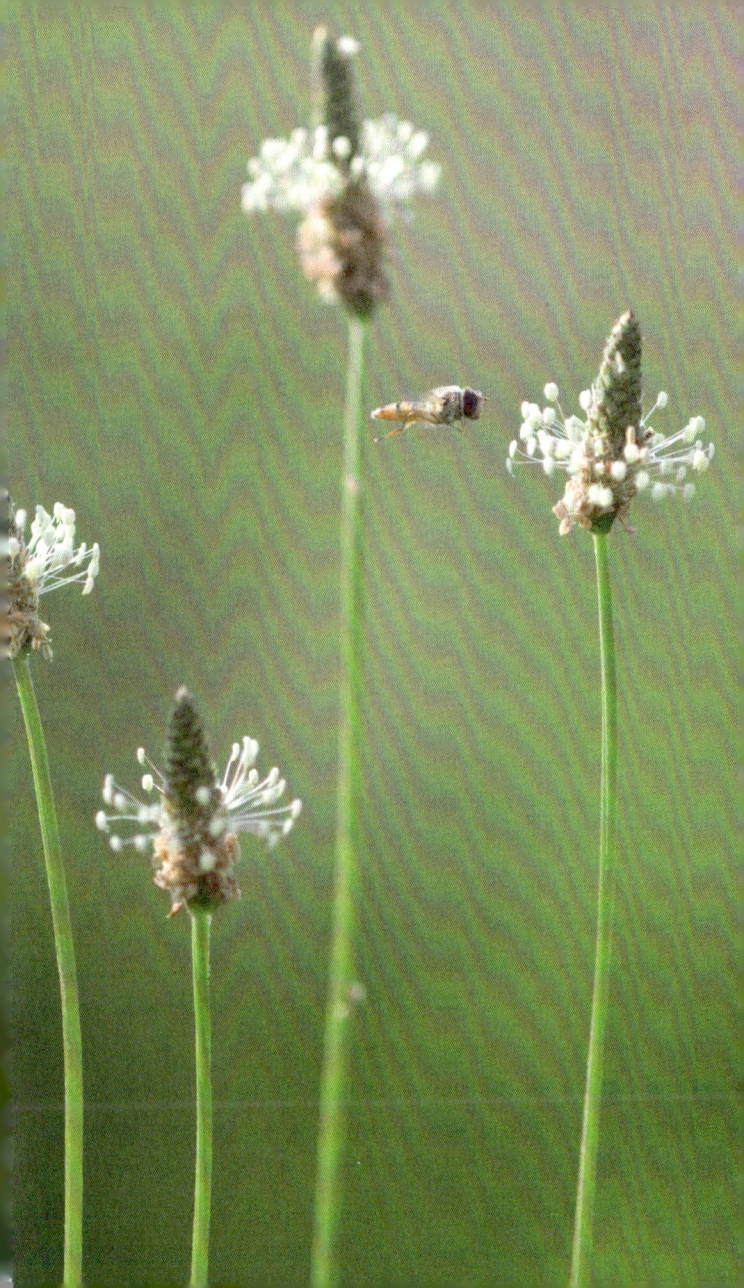

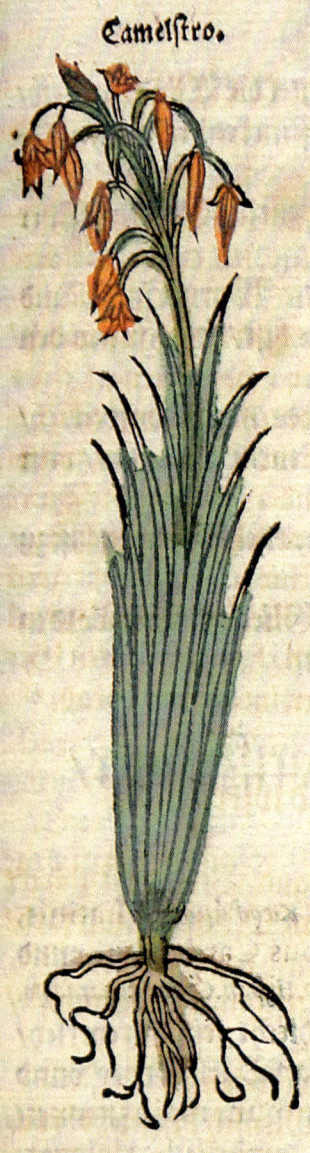

Camelstro.

hat einen guten geruch/vnd e
wirdt nicht herauß gebracht/
melen abgewendet wirt. Das
sein Blumen hat/vnd einen g
zwischen den Henden reibet/
hitzig.

¶ Krafft

Ist heyß vnd trucken im e
Diese Blumen genützt/di
Lenden/sollen derhalben in ?
braucht werden.
Dieses Krauts Wurtzel g
halb Quintlin/ist gut den ?
Gliedern.
Oel von Camelshew/di
geschmiert.
Diß kraut mit Honigwaf
flüssigen Bauch.
Dieses Krauts Blumen
Blutflüssigen.
Sie purgierens Haupt/?
Camelshew soll nicht al
zusatz/als in Confecten m?
reyen/so zu der Kranckhei
wil.
Purgiert vnd reiniget ka
Coloquint gemischet.

Zitwer
(Curcuma zedoaria)

Der Zitwer stammt aus Indien, er ist mit dem Kurkuma verwandt, das Curry-Gewürzmischungen seine gelbe Farbe verleiht, und wird selbst auch »Weißer Kurkuma« genannt. Bei beiden Pflanzen wird ähnlich wie beim Ingwer das Rhizom, also eine Art Wurzel, verwendet. Im Mittelalter gelangte die Wurzel wahrscheinlich getrocknet über lange Handelswege nach Deutschland.

Zitwer ist eine von Hildegards Lieblingszutaten in verschiedenen Heiltränken. Sie bescheinigt ihm große Wirkkraft und nennt mehrere Anwendungen, etwa gegen Fieberanfälle mit Zittern (Malaria?).

Zitwer soll etwa bei regelmäßiger Anwendung gegen übermäßigen Speichelfluss helfen: Dazu soll man Zitwer im Mörser zerkleinern und in ein Tuch eingebunden über Nacht in Wasser ziehen lassen. Das Wasser, das den Geschmack des Zitwers angenommen hat, soll man am Morgen nüchtern trinken.

INDEX

VERLAGSGRUPPE PATMOS

PATMOS
ESCHBACH
GRÜNEWALD
THORBECKE
SCHWABEN

Die Verlagsgruppe
mit Sinn für das Leben

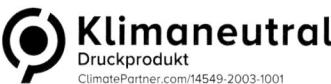

Klimaneutral
Druckprodukt
ClimatePartner.com/14549-2003-1001

2. überarbeitete Auflage 2020
Alle Rechte vorbehalten
© 2014 Jan Thorbecke Verlag der Schwabenverlag AG, Ostfildern
www.thorbecke.de

Gestaltung: Finken & Bumiller, Stuttgart
Umschlagabbildung: Thomé, Flora von Deutschland, Österreich und der Schweiz, Württembergische Landesbibliothek
Druck: Firmengruppe APPL, aprinta druck, Wemding
Hergestellt in Deutschland
ISBN 978-3-7995-0568-0

Bildnachweis:
Alle Photos von Mauritius images. Die historischen Abbildungen stammen aus folgenden Werken: Fuchs, New Kreuterbuch, Basel 1543; Lonitzer, Kreuterbuch, Ulm 1679; Weinmann, Eigentliche Darstellung, Augsburg 1735 aus der Württembergischen Landesbibliothek, Stuttgart, sowie aus: Matthioli, Kräuterbuch, Stadtbibliothek Trier (S. 33)

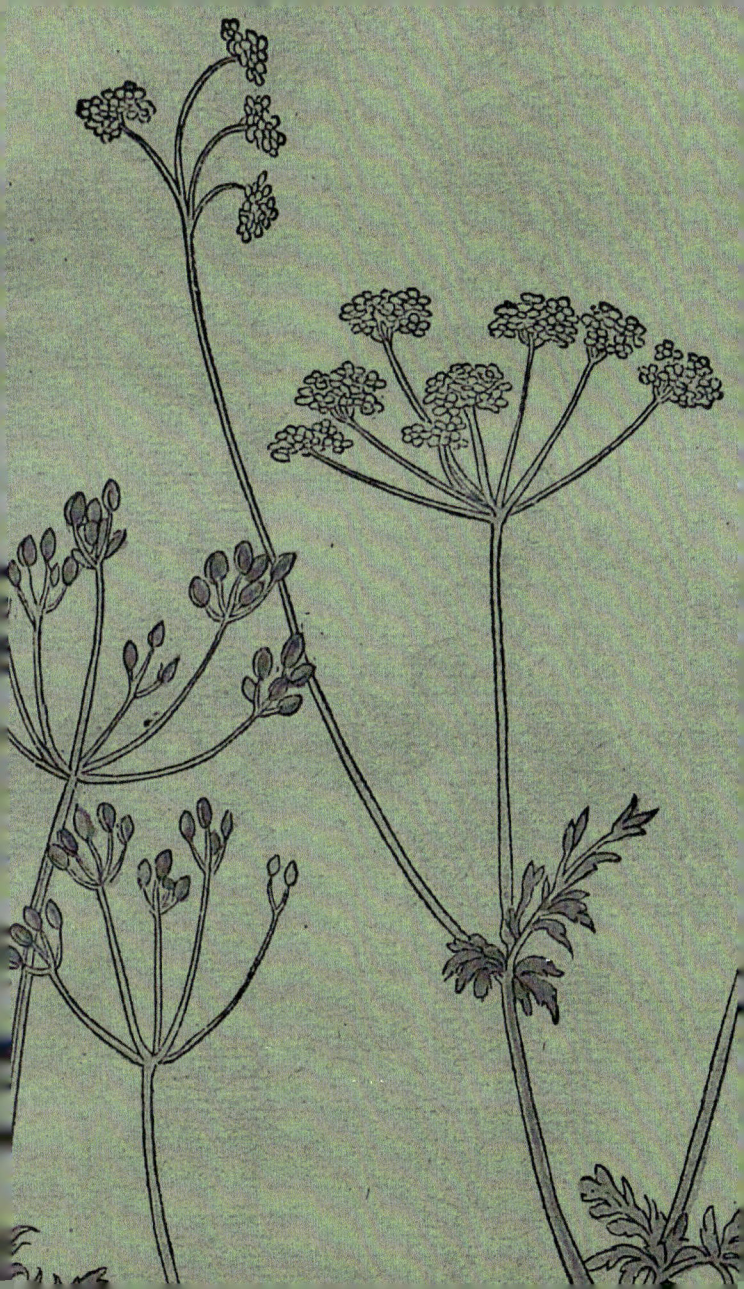

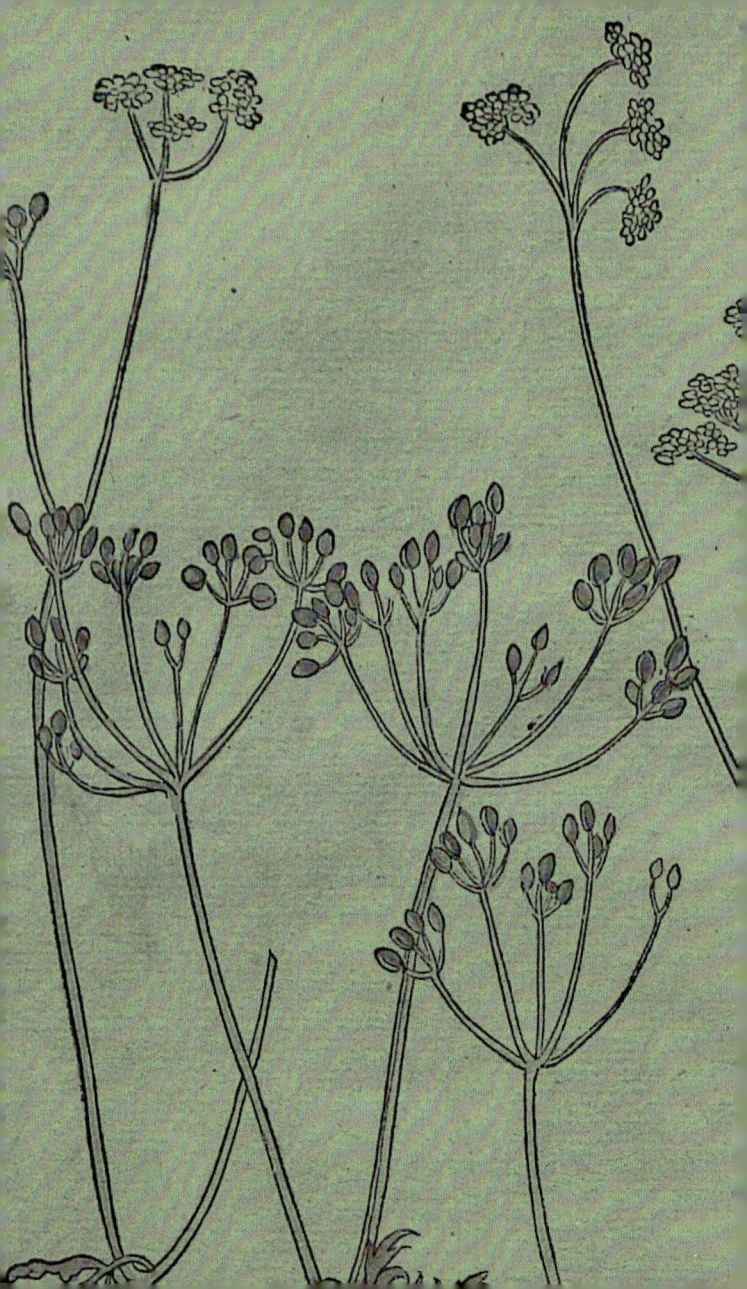